名医谈健康

曹礼忠　主审

名医教你练走

颈肩腰腿痛

许学猛　聂斌　杜建平　主编

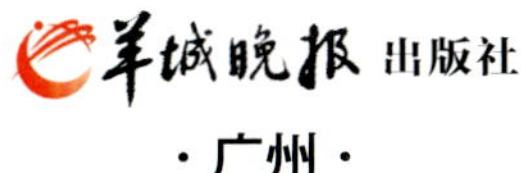

羊城晚报出版社

·广州·

图书在版编目（CIP）数据

名医教你练走颈肩腰腿痛 / 许学猛、聂斌、杜建平主编 . — 广州 : 羊城晚报出版社 , 2018.8

ISBN 978-7-5543-0603-1

Ⅰ . ①名… Ⅱ . ①许…②聂…③杜… Ⅲ . ①颈肩痛 – 中医治疗法 ②腰腿痛 – 中医治疗法 Ⅳ . ① R274.915

中国版本图书馆 CIP 数据核字 (2018) 第 145353 号

名医教你练走颈肩腰腿痛

Mingyi Jiao Ni Lianzou Jing Jian Yao Tui Tong

策划编辑 高 玲
责任编辑 高 玲 廖文静
特约编辑 李 朝
装帧设计 谭 江
责任技编 张广生
责任校对 何琳玲 麦丽芬 余静梅
出版发行 羊城晚报出版社（广州市天河区黄埔大道中 309 号羊城创意产业园 3~13B 邮编：510665）
发行部电话：（020）87133824
出 版 人 吴 江
经　　销 广东新华发行集团股份有限公司
印　　刷 广州市岭美彩印有限公司
规　　格 787 毫米 ×1092 毫米 1/16 印张 13 字数 150 千
版　　次 2018 年 8 月第 1 版 2018 年 8 月第 1 次印刷
书　　号 ISBN 978-7-5543-0603-1
定　　价 49.80 元

版权所有 违者必究（如发现因印装质量问题而影响阅读，请与印刷厂联系调换）

编委会

主　编　许学猛
　　　　聂　斌
　　　　杜建平

副主编　卢岩岩
　　　　陈国材

编　委　王颖珊
　　　　关颖欣
　　　　严冬冬
　　　　吴祖贵
　　　　邱博凡
　　　　金　秀
　　　　郑　乙
　　　　廖咏枝
　　　　李诗琳

主编简介

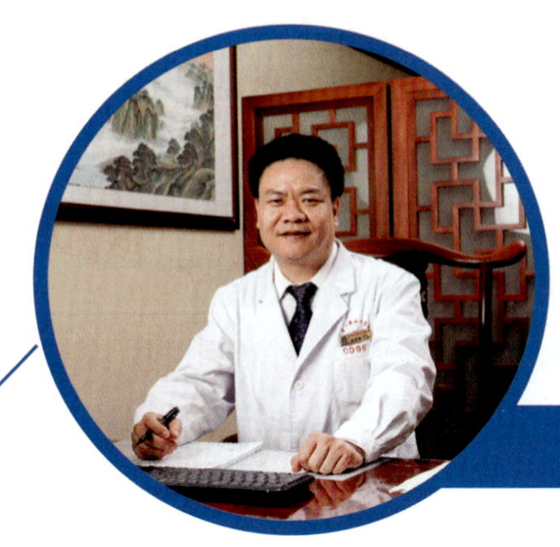

许学猛 教授

许学猛，国家二级教授，国务院特殊津贴专家、广东省名中医、博士研究生导师。广东省中医药强省建设专项中医优势病种突破项目膝关节炎项目负责人。广东省中西医结合学会骨科特色疗法专业委员会主任委员、脊柱医学专业委员会副主任委员、广东省中医药学会中医骨伤专业委员会副主任委员、脊柱病专业委员会副主任委员。

主攻方向为中医药防治退行性骨关节病的科学研究，擅长诊治颈椎病、腰腿痛、四肢骨关节病、骨质增生症、骨质疏松症以及风湿性、类风湿性、痛风性关节炎等；创立了“骨筋肉并重特色诊疗”的专科学术思想，形成了六大特色治疗方法。

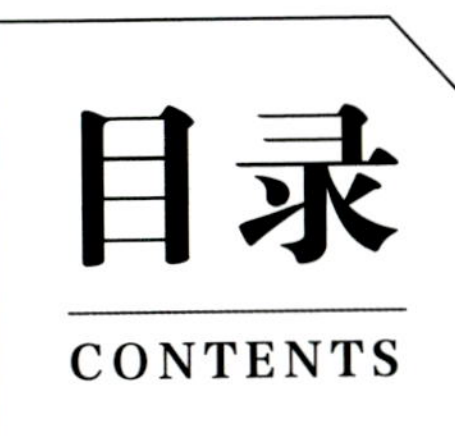

目录

CONTENTS

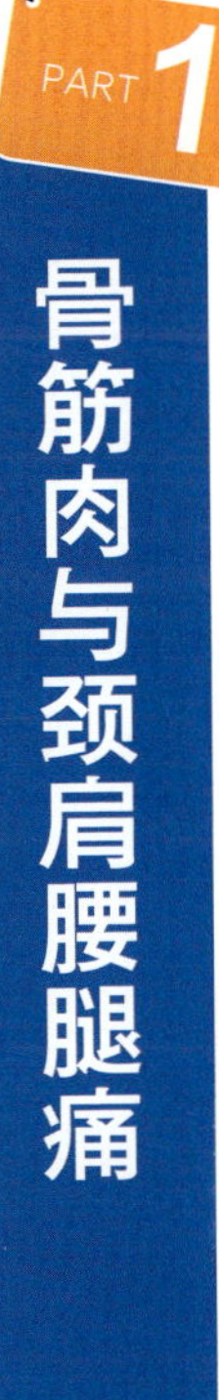

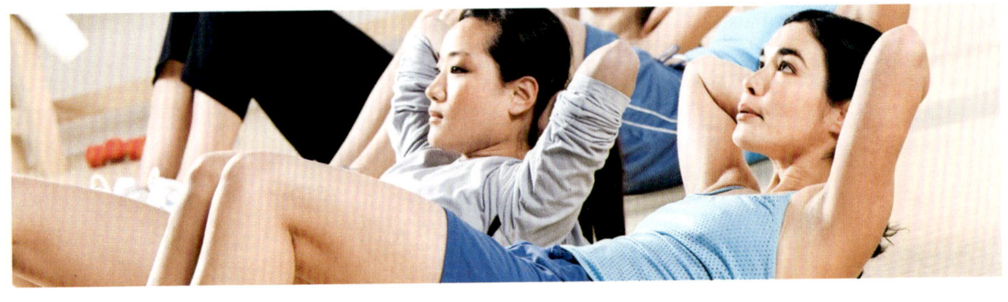

PART 2

少走弯路，助你摆脱颈肩痛

PART 3 保护腰背，赶走久坐后遗症

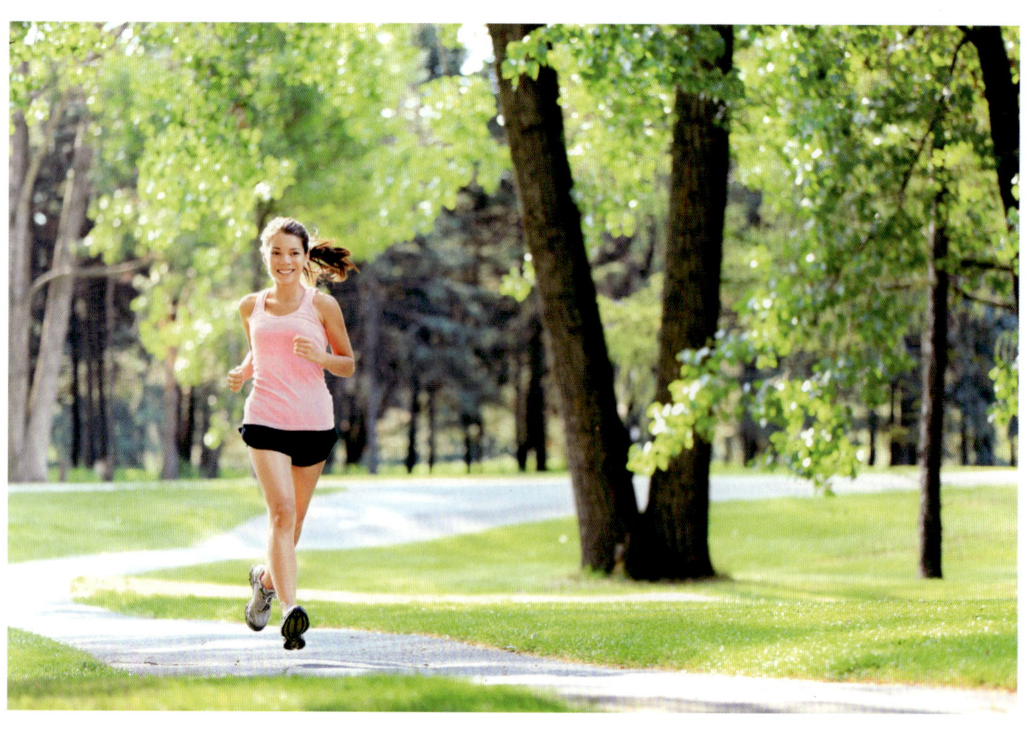

战胜腿痛，拒绝人老腿先衰

PART 5

骨质增生和骨质疏松

PART 6 运动常识与骨筋肉锻炼方法

PART 7 颈肩腰腿痛的特色防与治

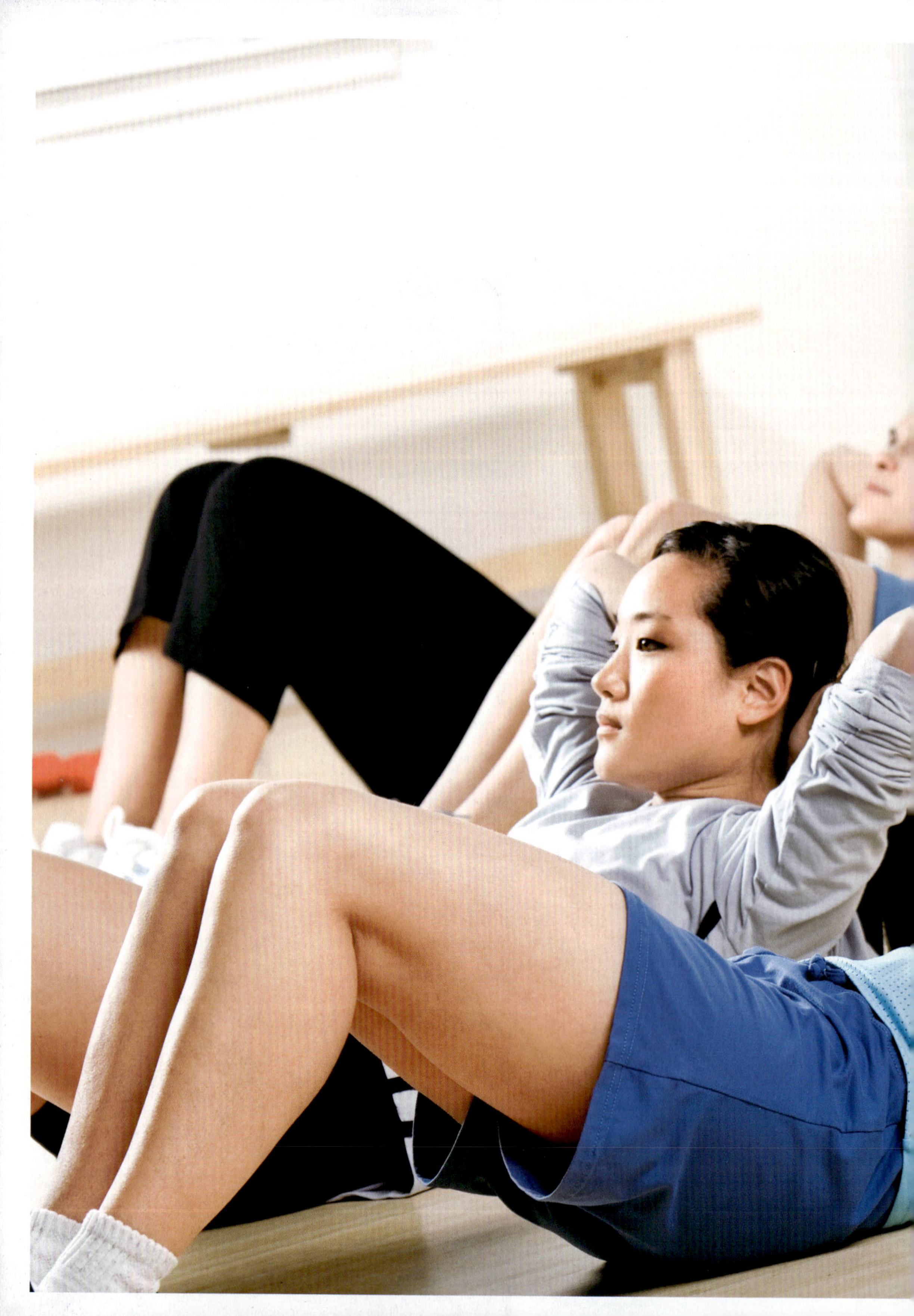

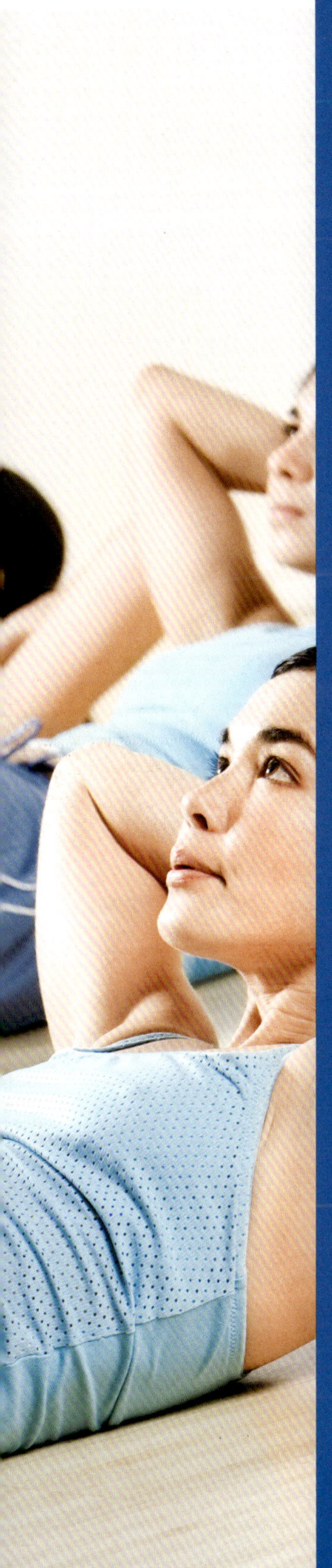

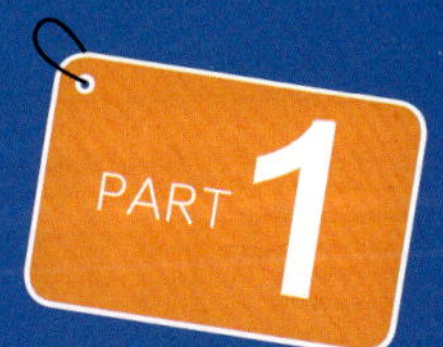

骨筋肉与颈肩腰腿痛

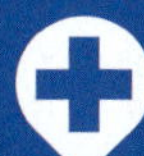

留心观察身边的人，你会发现颈肩腰腿痛在我们身边非常普遍：伏案工作者经常脖子酸痛，体力劳动者经常肩部疼痛，开车一族经常腰痛，人民教师经常腿痛……

你知道吗？这些疼痛其实与大家的“骨筋肉”息息相关，本章就将为大家讲述“骨筋肉”的那些事。

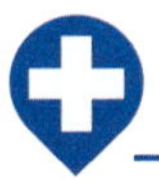

骨筋肉之间的“秘密”

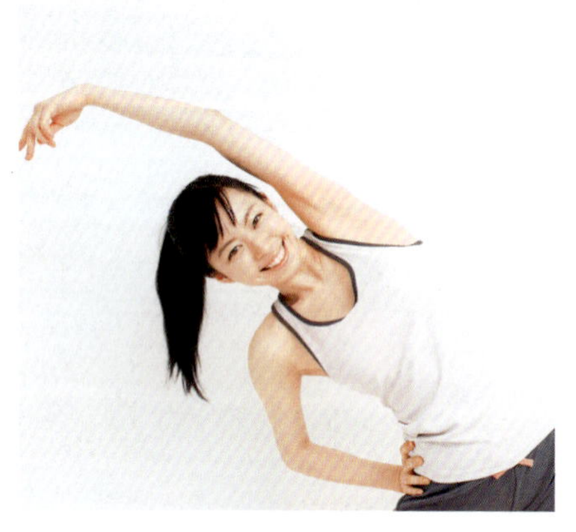

生活中，我们经常说“伤筋动骨”“筋骨相连”“打断骨头连着筋”等。筋肉与骨头常常是伴行的，骨头被肌肉包裹着，它们的功能与结构相互作用，相互影响，密不可分，相辅相成。强健的肌肉下，不可能没有强健的骨骼；反之，没有强健的骨骼也无法拥有强健的筋肉。

结构上，肌肉就像是骨头的“保镖”。强壮的肌肉可以稳定骨头，缓冲骨头承受的外界冲击力，保持人体平衡能力，减少发生跌倒的概率。同时骨头又给肌肉提供附着点，在肌肉运动时给予支撑，以此提高肌肉的强度。

功能上，肌肉就像是骨头的“教练”。例如，有些年轻人的骨头比钢铁还坚硬，而另一些年轻人的骨头却比老年人还差。造成这一现象的主要原因除了遗传因素，还与经常运动锻炼肌肉、增强骨质有关系。

运动上，运动时肌肉反复收缩，而这种收缩会变成一种刺激作用在骨头上。如果骨头长期多次受这种应力作用，就会变得越来越坚实，不易疏松。就好像铸钢铁一样，经过反复敲打的钢铁会异常坚固，牢不可摧。

“千金难买老来瘦”是一句备受大家信奉的名言，可这个“瘦”绝不是瘦成皮包骨，而是指减少身体的脂肪含量，增加体内肌肉的含量。而如果年老缺乏锻炼，肌肉易衰退，脂肪含量过多容易导致人体骨质疏松，肌肉不给力，骨头很受伤，不够坚硬，容易骨折。

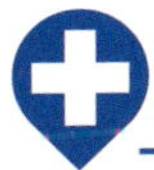

七大伤骨姿势，你有“中枪”吗？

生活中很多常见的不良姿势会在不知不觉中加速骨骼的老化，这些姿势不仅会诱发诸多的健康问题，还可能导致身材变形。下面就为大家介绍常见的七大伤骨姿势，看看你有没有中枪。

·窝在沙发里·

很多人喜欢回家后就窝在沙发里或床上看电视、玩手机，这或许能让人放松身心，但这种姿势对骨头来说却是异常煎熬。半卧位时，由于腰椎缺乏足够支撑，原有正常生理曲度被迫发生改变，长此以往，可能会导致脊柱侧弯、肌肉慢性劳损等疾病，严重者甚至会诱发颈椎病和腰椎间盘突出。

建议

正确的坐姿是含胸收腹、腰背挺直，小腿与大腿呈90度角。可以稍微后倾，但是尽量不要前倾。购买沙发的时候，尽量选择质地偏硬的，最好不要坐上去就陷进去；在床上或沙发上休息时，腰后最好加个靠枕，这样更有利于腰椎放松。

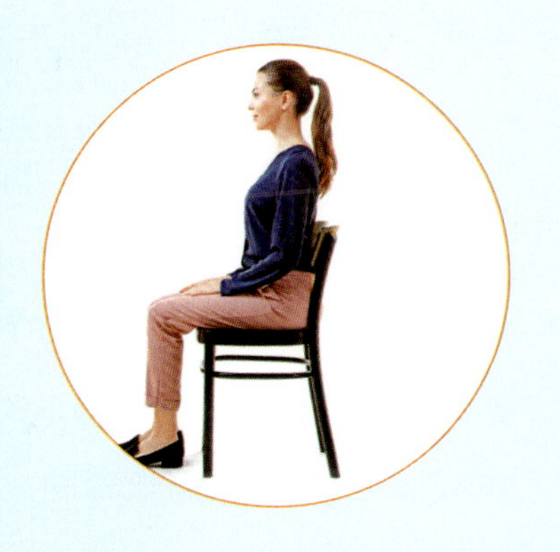

· 低头玩手机 ·

长时间低头玩手机，颈椎往往会承受更多的重量。颈椎弯曲度数越高，承受重量也越大，有时甚至可达23千克，约为垂直时的3倍。现代人喜欢低头玩手机，久而久之就会损伤脊旁肌肉，导致肩颈肌肉酸痛、诱发颈椎病。长时间伏案工作、用电脑的人也会遇到这些问题。

建议

低头看手机的时候，最好保持手机与视线齐平或稍低，不要含胸驼背，尽可能保持头部挺直，看手机的时间最好不要超过15分钟。上班族要养成工作1小时左右就起身活动的习惯，可以站起来做一做扩胸运动、耸肩运动，会起到很好的放松效果。

· 背单肩包 ·

背单肩背包时，为了防止包带滑落，我们常常会把这一侧的肩膀向上挺一下，并且向内用力。长此以往，脊柱可能发生侧弯，造成肩膀酸痛、高低肩等问题。尤其是处于骨骼生长发育阶段的学生，更容易受到影响。

建议

对学生而言，由于课本沉重，上下学最好背双肩包。成年人上下班路途较近的情况下可以背单肩包，但是不要总用一侧肩膀背包，可以两侧交替。如果路途较远，还是选择背双肩包吧。

·趴着午睡·

由于时间和空间的限制，很多“上班族”“学生党”习惯中午趴在桌子上打盹。趴着午睡不利于颈椎保持生理弧度，可能导致颈椎问题。如果你本身就有背痛或颈痛，就更不能趴着睡了。

建议

午休最好平躺，如果条件实在不允许，可以坐在椅子上，在腰后垫个垫子，身体微微往后仰，简单休息一会儿即可。

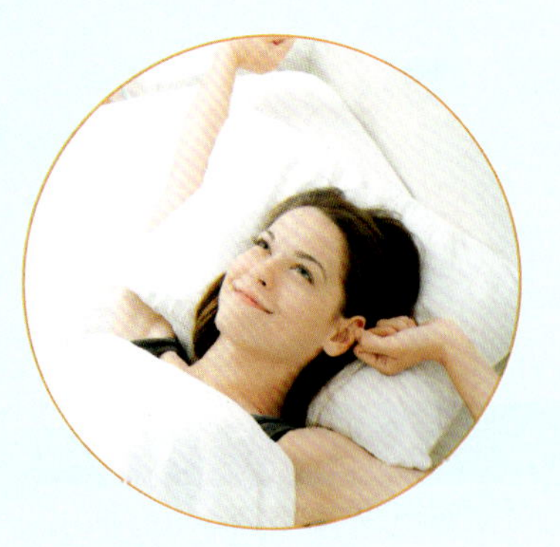

·跷二郎腿·

跷二郎腿是很多人的习惯，一般跷二郎腿的人都会有一个切身体会，就是时间久了，一侧腿会麻木，这是因为过度绷紧的肌肉血运不畅，神经长时间牵拉受压。从骨科的角度来看，跷二郎腿会导致脊柱两旁肌肉受力不均，往往一侧过紧，另一侧过度松弛，久之会造成肌肉酸痛，甚至椎间盘向侧方突出。

建议

保持正确坐姿，尽量不要跷二郎腿。如果一时改不了，每次跷腿别超过10分钟。

·稍息姿势站立·

站姿不仅影响形象，还与健康直接相关。很多人喜欢稍息站姿，把身体重心放在一条腿上，这种站姿短时间内可以放松身体，长时间如此，会因腰椎两侧受力不均导致骨盆歪曲、脊柱弯曲，导致腰背疼痛等一系列问题的出现。

建议

正确的站姿会让你更健康，站立时做到挺胸、抬头、双臂自然下垂，让全身重量均匀分布在两条腿上，不仅有利于骨骼舒展，还能让你呼吸通畅、神清气爽。

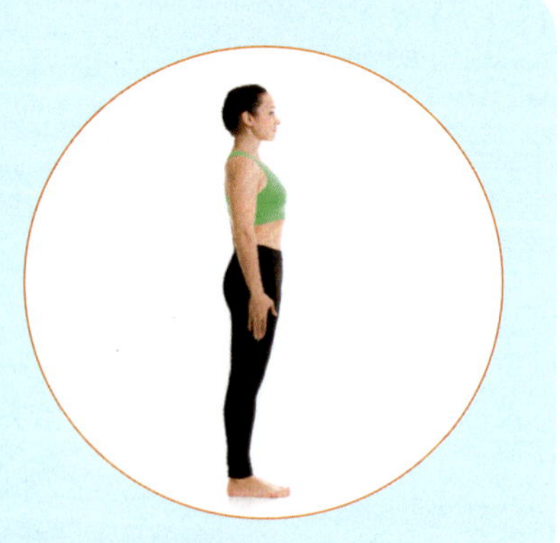

·夹着手机打电话·

繁忙的办公室里常常有人一边打电话一边记录或查找资料，这时就会出现将手机或者电话夹在头和脖子之间的情况。这种姿势会导致颈椎双侧肌肉群受力不均，一侧紧绷，另一侧则受到过度牵拉。久之，会造成颈旁肌肉酸痛、僵硬，埋下颈椎病的隐患。

建议

接电话时最好手持电话，每隔几分钟两手交替，避免一侧肌肉过度紧绷。

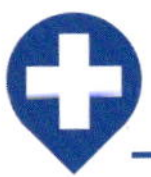

久坐、立、行会损伤你的骨筋肉

·久坐伤肉·

久坐不动，缺少运动会使气血运行不畅，肌肉松弛，弹性降低，同时还使得整个身体的重量都压在腰骶部，出现压力承受面分布不均，引发腰、腹、背部肌肉下垂，肌肉也因循环欠佳而出现痉挛的现象。对于肩颈部和腰部的肌群而言，长时间保持一个姿势，容易绷紧并变得僵硬，影响供血或神经受压，引起肌肉僵硬、萎缩，感到疼痛麻木，或影响椎动脉对头部的供血，导致头晕。久坐的分布人群有 IT 从业人员、会计、编辑、教师、办公室职员等。

·久立伤骨·

从事“站立”职业的，有教师、销售员、交通警察、服务员、理发师等。由于职业的特殊性，“久站”不可避免，长时间站立会导致骨的损伤，甚者还会引起腰椎间盘突出、膝关节骨骼变形等较为严重的后果。

·久行伤筋·

适当的走动或跑动，有利于肢体筋腱或筋膜的柔韧和强健。但若久行，则筋易疲惫，即中医所谓“五劳”所伤之“久行伤筋”。长途跋涉，超过一定负荷，或短距离奔走、奔跑用力过猛等超过应有的负荷，均会使筋肉始终处于紧张状态，易使肢体，特别是使膝关节过度疲倦，关节周围的肌腱、筋膜和韧带等软组织因疲劳而扭伤或劳损，因此走久了要适当休息。

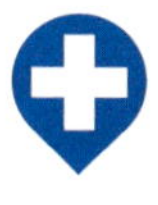

X线、CT、核磁共振检查的作用

在医院就诊时，颈肩腰腿痛的病友们常常在面对骨科医生开具的一大堆单子时不知所措，甚至质疑医生开高价单的目的。其实，医生是依据不同患者的不同疾病、病情开具检查单的。X 线、CT、核磁共振，傻傻分不清楚？别着急，下面我们就来详细了解一下，这些检查都有什么作用。

X线、CT、核磁共振的优劣势

检查项目	优势	劣势
X线	X线是二维呈现，对膝骨关节炎、胸腰椎压缩性骨折等骨的病变可以做初步的判断。	胸腰椎压缩性骨折，对具体骨折块碎裂的情况怎么样、大概有没有压迫到神经无法做出判断。
CT	CT检查是断层扫描，看骨质结构比较有优势，同时也可以初步判断软组织结构情况，比如腰椎管狭窄骨性狭窄的程度怎么样、椎管内韧带增生情况怎样、腰椎间盘突出大不大、有没有压迫到神经等，都可以做一个初步的判断。	不能准确判断软组织情况。
核磁共振（MRI）	MRI可以清楚地显示软组织的状态，比如胸腰椎骨折有没有血肿、韧带水肿的严重程度、碎裂的骨折块是否压到神经、腰椎间盘突出的严重程度、是否压迫到神经根等。	

上述三种检查是相辅相成的，不同的检查有不同的侧重点。需要明确的一点是，X 线对于颈椎病、腰椎间盘突出症、腰椎管狭窄症等压迫神经状态不能做出有效判断，有的医生在检查了 X 线以后，还可能需要你做 CT 或核磁共振。判断一种疾病有时只需要这三种检查中的一种或两种就可以了，但有些疾病必须综合三者的情况，才能做出判断。

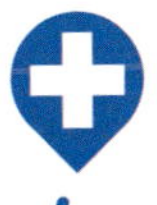

如何评估
骨、筋、肉损伤

由于颈肩腰腿痛往往病程日久，骨骼或关节影像学检查可以显示骨骼或关节发生的形态学改变，因而易引起医生和患者的高度重视，并简单理解为骨骼或关节的单一部位病变，治疗以治骨为主。但在诊治过程中，常会遇到以下两种情形：

情况	分布人群	恢复状况
体检过程发现骨质增生很严重，但是患者没有身体上的不舒服。	很多是干重活或者热爱运动的人，他们的筋肉状态很好，平素没有不舒服，但是骨头有变化，有异常。	一般身体都很壮实，较少得病，万一得病，预后较好，恢复很快。
病人早期发病，疼痛难忍，而普通的影像学检查没有发现问题。	不热爱运动、好吃懒动者，一般表现出两种极端：要么身材很肥胖，要么干瘦。	与上面的情况相反。

所以，当判断疾病的严重程度时，不能简单地依赖影像检查，还应更多地结合患病部位关节骨骼周边的筋肉来综合考虑。

因而在诊断评估方面，针对退行性骨关节病时一定要加上患部周边筋肉组织的机能评估。如果患部周边肌肉组织结实发达、肌力好（即筋肉病变轻或无发病），即便检查发现骨骼、关节“异常”很严重，其病情也应判断为发病早期，只要得到及时正确的治疗，预后一般较好；相反，即便是患部的骨骼、关节检查“异常”较轻，但周边的筋肉退变、肌肉萎缩严重，肌力差，则病情判断为中后期，预后较差。也就是说，在判断退行性骨关节病的病情时不能单一或过分依靠影像学或理化检查结果，还应该同时对周边的筋肉组织的退变程度进行综合评估。

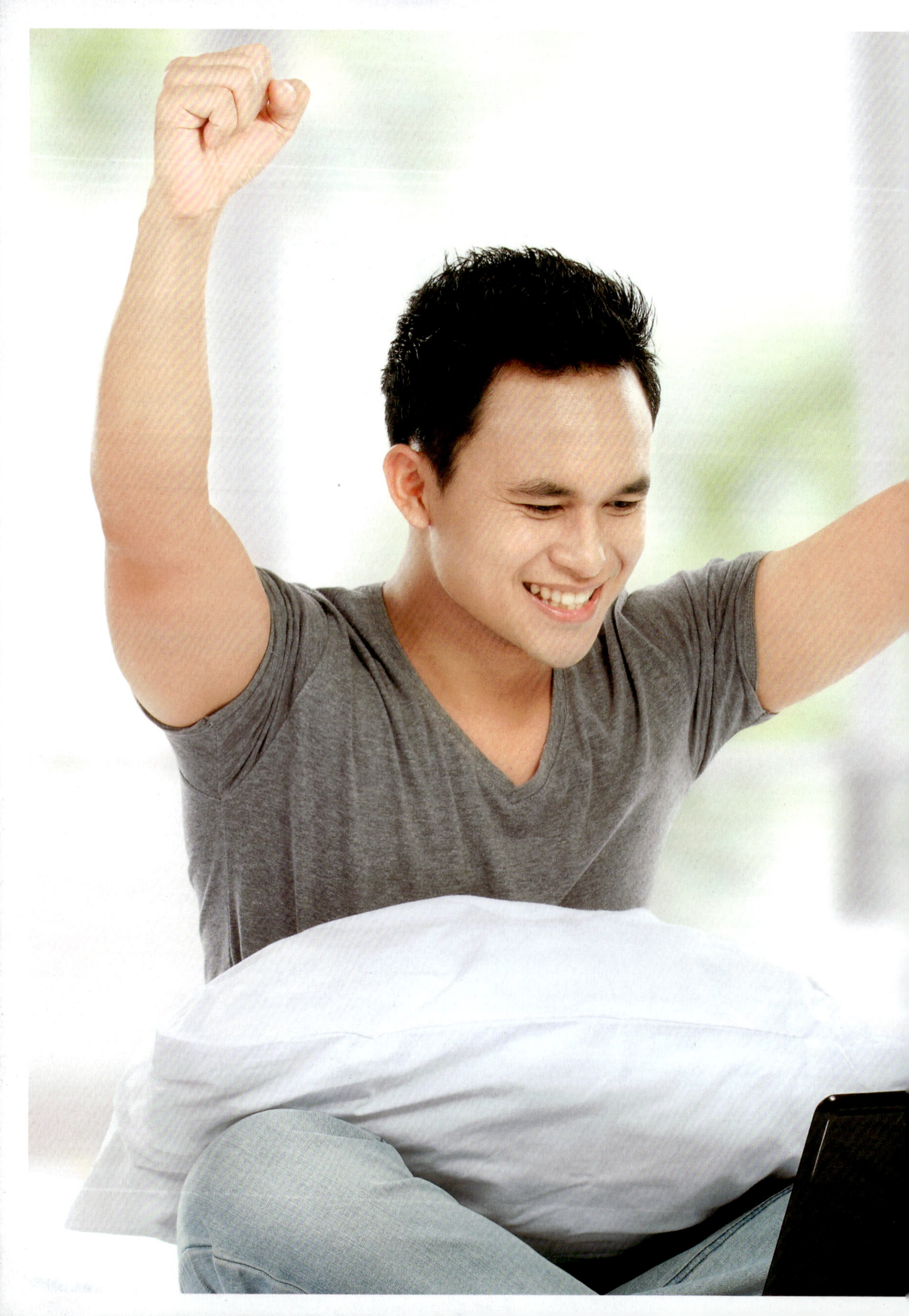

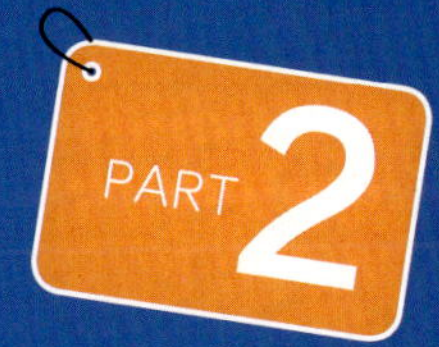

少走弯路，助你摆脱颈肩痛

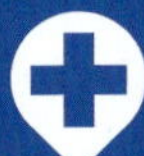

随着手机的普遍使用，越来越多的人加入“低头族”。低头的时间越长，颈椎所承受的压力就会越大，久而久之，就会出现颈部僵硬疼痛、头晕眼花、手指麻木等不适的感觉，不经意间可能会慢慢发展成为颈椎病。颈椎病又被称为颈椎综合征，大多发生于中老年人，但是近年来有明显的年轻化趋势。

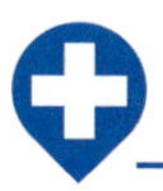

快速了解 颈椎病

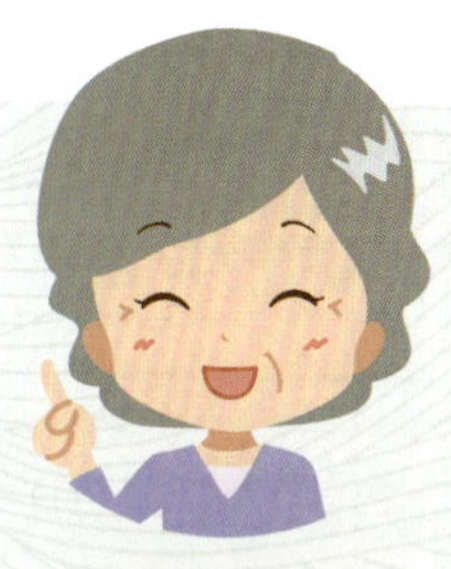

病例

季先生是一家网络公司的白领，工作繁忙，经常加班至深夜。最近，他发现自己的肩膀和颈部总是酸痛，来到诊室时，季先生同我说他颈部右侧疼痛感比较严重，低头或者转动脖子的时候感觉有根筋拉着痛，就好像是脖子到肩膀有根筋要被拉断了一样。

根据症状、拍片和其他相关检查，季先生被诊断为颈椎病。拿到诊单的季先生非常不解：颈椎病不是老年人的常见病吗？我这么年轻，怎么会得颈椎病呢？

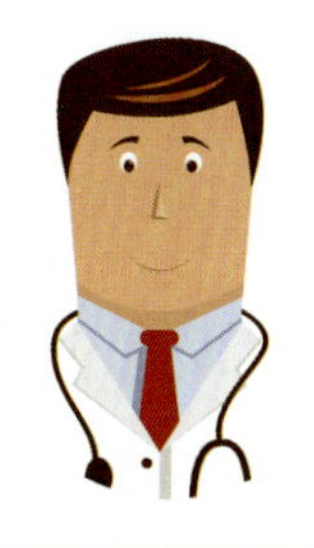

许教授解答

事实上，像季先生这样的例子在我们的门诊中数不胜数。如今，颈椎病的发病年龄已经明显年轻化。报道显示，近年来 40 岁以下颈椎病的发病率已逼近 50 岁以上的人群，青少年和办公室一族患病人数陡增。特别是近 20 年来，颈椎病的高发年龄从 55 岁一路跌至 39 岁，整整下降了 16 岁。颈椎病早已不是老年人的“专利”啦，这不得不引起我们的警觉。

那么到底什么是颈椎病呢？颈椎病的症状有哪些，危险因素又是什么？接下来，我们将一一为您解答。

·颈椎病是什么·

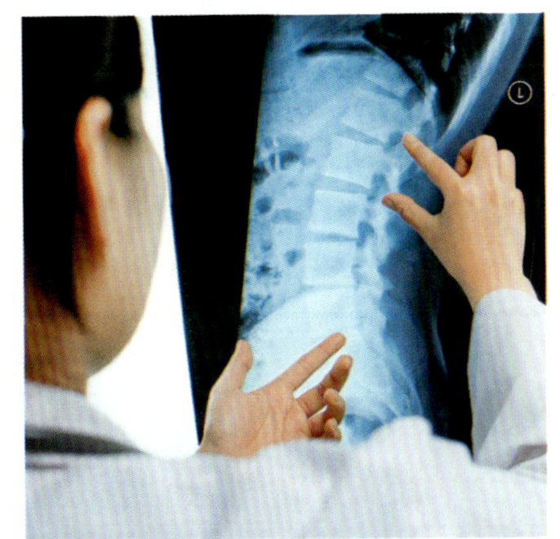

人体有 7 节颈椎椎体，椎体与椎体之间有颈椎间盘，该结构主要起连接各椎体、缓冲震荡等作用。颈椎病宏观上又被称为颈椎综合征，通俗地来讲，是由颈椎间盘退变、突出，椎体骨质增生或颈椎附属结构病变，压迫到神经、血管、脊髓等周围组织，从而出现相应临床症状的一组疾病。

·诱发颈椎病的常见原因·

1 颈椎正常的退变老化

随着年龄的增长，人体各器官会逐渐退变老化，这是自然的生理性老化现象，就如同人老了脸上会逐渐长皱纹、头发也会慢慢变白一样，是不可抗拒的自然规律。

同样，颈椎的退变老化是颈椎病发病的最重要原因，而其中，尤以椎间盘的退行性变最为关键。受上下椎体不间断的不当压迫，椎间盘会发生变性、纤维环破裂、髓核突出，最终压迫神经、血管、脊髓，诱发颈椎病。

2 不良姿势

你经常低头看手机吗？你是否常常坐在电脑前一坐就是几个小时？躺在床上看书、看电视是不是你的最爱？如果你的答案是“YES”，那么“恭喜”你：你已经被颈椎病盯上啦！这些不良姿势正“狠狠地”伤害着你的颈椎。本来你的颈椎在正常姿势下的有效使用年限长达一辈子，但当这些不良姿势不断积累的话，那么不好意思，谁都无法承受这么长时间、高强度的负荷，颈椎也同样会不堪重负，其老化时间将大大提前，最终发展成颈椎病。

3 睡高枕或不用枕头

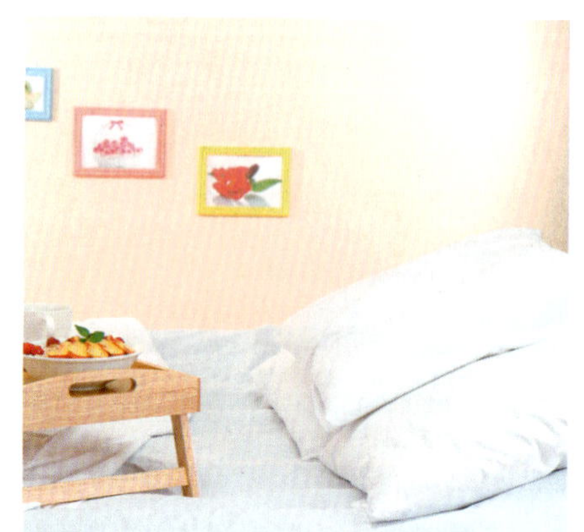

门诊上有些患者朋友会说:“我没有上述几种情况啊，为什么我的颈椎还总是不舒服?”在仔细了解睡眠习惯后，我们发现，他们有的喜欢睡高枕头，有的喜欢不用枕头，常常在充分休息了一夜后，反而感觉颈背、肩膀酸痛，不舒服。这其实是因为枕头的选用不合适。经常枕高枕或不用枕头的人都容易得颈椎病。

4 先天原因或外伤

除上述几种情况外，还有一部分人，天生就是椎管空间比较狭窄，或者颈椎有先天性的畸形，这些都容易导致颈椎病。除此之外，外伤导致颈椎的骨折、脱位等，即使后期得到恢复，也会为颈椎病埋下隐患。

·哪些人容易得颈椎病·

我们了解了颈椎病的常见诱发原因，可能这时有人要问:哪些人是颈椎病的高发人群呢?

1 头颈部需长时间固定于某一姿势者

数据显示，经常伏案工作或头颈部长时间保持某一姿势的人，其颈椎病发病率是正常人群的4～6倍，比如会计、长途司机、电脑工程师、B超医生等。颈椎长时间处于前屈体位，极大地增加了颈椎间盘所承受的压力，颈背部肌肉长时间受到牵拉，极易导致颈椎前后肌肉群受力不均，久之也会加快颈椎病的进程。

2 “低头族”

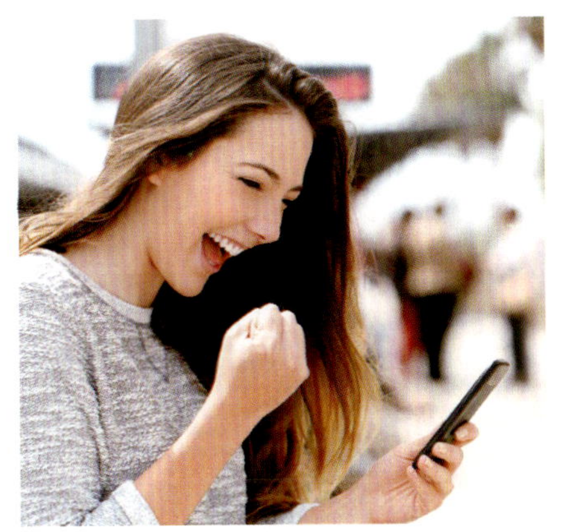

随着智能手机、平板电脑的普及，“低头族”也应运而生。所谓的“低头族”，特指那些无论何时何地都机不离手，玩游戏、刷视频的年轻人，甚至走路都在看手机。低头的幅度越大、时间越长，颈椎所承受的压力就会越大、越持久。长年累月，就会出现颈肩部僵硬酸痛，继续发展则会出现头晕、头痛、手指麻木等不适的症状，慢慢发展成为颈椎病。

3 女性朋友

研究显示，颈椎病女性的发病率要高于男性，这是因为某些诱发因素是女性所独有的。比如经常穿高跟鞋，会使人的重心过度前移，身体为了维持重心稳定，势必会代偿性加大骨盆前倾，脊柱弯曲度增大，颈椎也会受到牵连，造成颈椎受力集中，容易损伤，诱发颈椎病；再比如夏季女性穿吊带衫，容易导致颈部受凉，特别是在空调屋内，导致颈部血液流通不畅，长此以往，容易诱发颈椎病。

4 中老年人

中老年人的颈椎本身就已经发生了退变，如椎间盘变性、骨质增生、椎间小关节退化不稳、韧带肥厚钙化等。老年人闲暇时间又比较多，稍微一劳累或姿势不当，就容易导致颈椎病。

·颈椎病有哪些分类·

临床上很多颈椎病患者会有这样的疑惑：我们症状完全不同，但为什么却都是被诊断为颈椎病呢？其实，颈椎病有很多分类，不同分类的症状也不相同。一般颈椎病分为六型：

1 颈型颈椎病

这种类型的颈椎病症状较为单一，主要表现为颈背部僵硬、酸胀、疼痛，常常有固定的压痛点。

2 椎动脉型颈椎病

多由颈椎骨质增生、椎体间关系紊乱，压迫或刺激到椎动脉，脑供血不足引起，主要表现为眩晕、头痛、视物模糊，甚至猝倒。多在扭头或头侧弯到某个位置时出现，变换姿势后缓解。

3 脊髓型颈椎病

多由于压迫到脊髓引起，主要表现为走路时踩棉花感、步态不稳、胸腰腹部有绑腰带感、手握力减退等。一般病情严重、病程长的患者，要及时就医，避免延误病情。

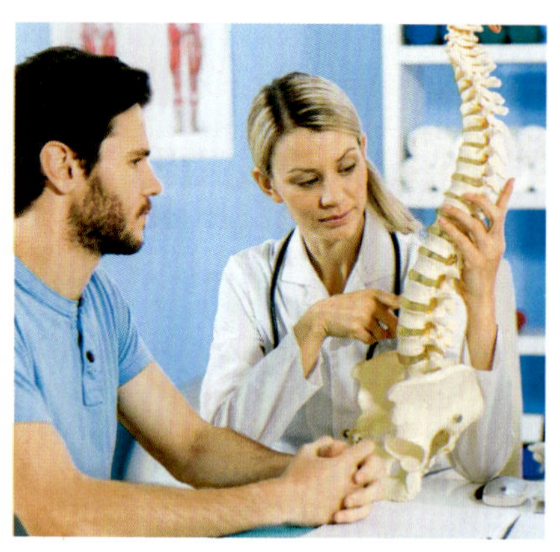

4 神经根型颈椎病

该类型颈椎病较为常见，多由于神经根受压引起，主要表现为颈肩部或上背部酸胀疼痛，伴有上臂、前臂和手的放射性麻木和疼痛，不同节段的神经根受压症状会出现在相应的不同部位。低头、扭头等某个姿势可能会诱发这些症状，改变姿势后会缓解。但是严重的神经根型颈椎病会影响上肢的肌肉功能，造成肌肉萎缩、握力减退，需要尽快就医。

5 交感神经型颈椎病

多由于颈椎退变或不稳，刺激颈部的交感神经引起，症状较为复杂，既可以表现为交感神经兴奋的症状，比如头痛、恶心、心动过速、高血压、多汗等；又可以表现为交感神经抑制症状，比如头昏眼花、鼻塞流泪、心动过缓、血压下降等。一般保守治疗即可有效缓解症状。

6 混合型颈椎病

合并上边各类型颈椎病共同的特点，临床上也较为多见，比如神经根型合并椎动脉型颈椎病、颈型合并神经根型等。

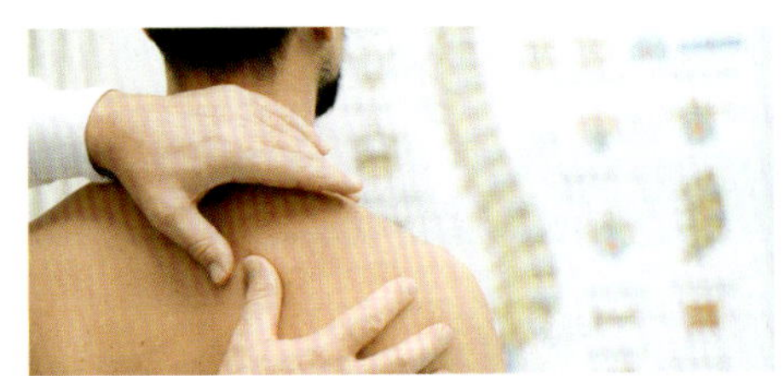

·颈椎病的中医分型·

1 寒湿痹阻

头痛或后枕部疼痛，颈僵，转侧不利；或头疼牵涉至上背痛，肌肤冷湿，畏寒喜热，颈椎旁可触及软组织肿胀或结节。舌淡红，苔薄白，脉细弦。

2 痰瘀阻络

颈项痛如锥刺，痛势缠绵不休，按之尤甚，痛有定处，夜间加重，伴上肢麻木、头晕、欲呕。舌黯，舌体有少许瘀点，舌边有齿痕，苔白腻或白滑，脉弦涩或弦滑。

3 气血两虚

头昏，眩晕，视物模糊或视物目痛，身软乏力，食欲不振，颈部酸痛，或双肩疼痛。舌淡红或淡胖，边有齿痕。苔薄白而润，脉沉细无力。

4 脾肾亏虚

颈项酸软胀痛，四肢倦怠乏力，或双下肢软弱无力，行走吃力，头晕，耳鸣。舌淡或有齿痕，或舌干红少苔，脉细弱或虚而无力。

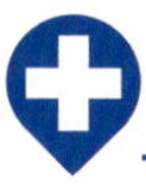

走出颈椎病的误区

·误区一：脖子不舒服就是颈椎病·

不少人认为凡是脖子和肩部酸痛就是患上了颈椎病。

其实，脖子不舒服的原因很多，除颈椎病外，前斜角肌综合征、肩周炎、慢性颈部软组织损伤等都可以导致颈肩部酸痛。此外，不同类型的颈椎病表现也不一样，比如神经根型颈椎病多伴有上肢麻木、放射痛等根性症状，脊髓型颈椎病多伴有脚踩棉花感，这些都是不同类型颈椎病特有的临床表现。

关于颈椎病，目前国际上较一致的看法是，颈椎间盘的退行性改变（老化），及其继发性椎间关节退变所致的脊髓、神经、血管损害的相应症状和体征。所以，颈椎病的诊断需要脊柱外科专科医师结合患者的症状、体征和影像学检查后方可确定，不能将脖子和肩部酸痛简单地等同为颈椎病。

·误区二：落枕就是颈椎病·

落枕多是由于睡姿不当、颈部受寒、枕头高度不合适等因素导致颈部一侧肌肉长时间处于过度伸展的紧张状态。多在睡前没有任何症状，睡醒后出现僵硬、强直、酸胀等不适，一般可以在几天内自愈。落枕可以发生于正常人，甚至是儿童，但颈椎病一般多发于经常低头工作的人群，且不会自愈。这些特点可以将其与颈椎病区别开来。

虽然落枕不是颈椎病，但长时间落枕很有可能是颈椎病的前兆，一定要引起重视。

·误区三：转头时颈椎“咔咔”异响，是颈椎病·

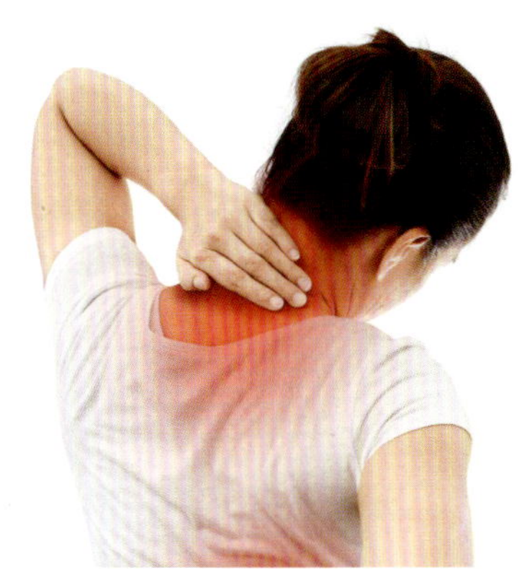

很多人在活动颈椎时会感觉到脖子发出“咔咔”的异响。事实上，很多颈椎病患者的确会有这样的症状。人体共有7个颈椎，颈椎与颈椎之间通过许多关节结合在一起，关节又分为大关节和小关节。大关节错位，后果会比较严重，但一些小的关节有时会发生微小错位，出现颈椎僵硬不适。当旋转颈椎时，一些体位会使小关节自动复位，关节结构恢复，从而产生弹响。

此外还有一种情况是，在转动颈椎时，一侧椎间小关节腔内空间增大，负压形成，椎间组织的气体进入关节腔；在颈椎转到另一侧时，原来的关节腔空间变小，关节腔内气体被挤出，从而产生弹响声。

虽然颈椎弹响并不能证明一定患有颈椎病，但这可以说明，颈椎旁韧带存在松弛、不稳，也是颈椎退变的一种表现。因此，这要引起我们的重视，平时要多锻炼颈背部肌肉，使之发挥好稳定颈椎的作用，预防颈椎病。

·误区四：颈椎骨质增生是颈椎病·

随着年龄的增长，很多颈椎不适者在拍X线片时，看到报告上写有颈椎骨质增生，就以为自己得了颈椎病，从而恐慌。其实颈椎骨质增生，即我们通常讲的骨刺，是人体正常的一种退变。我们身体的器官就像机器一样，用久了难免会有“零部件”磨损，颈椎经过无数次的屈、伸、旋转，边缘产生较大的磨损，会产生骨赘，即骨质增生。单纯的骨质增生，没有压迫到神经时，并不可怕。

但现代社会，很多办公室一族的年轻人，在拍片时也会有骨质增生，与年龄并不相符，这个就是异常情况了，X线片往往同时还会伴有颈椎生理曲度变直、椎间管狭窄等表现。这说明颈椎出现了提早老化，是需要引起大家重视的。

·误区五：手指麻木就是颈椎病·

因手指麻木而断然认为是颈椎病显然是错误的。

腕管综合征就能引起手指麻木。如果你是拇指、食指、中指麻木疼痛，而且常常会在夜间入睡后被麻醒，醒后甩甩手腕可好转或完全缓解，那么就可能是患有腕管综合征。腕管综合征患者的正中神经在手腕部受到压迫，严重者可伴有手部肌肉萎缩，影响手的精细动作。

如果是无名指或小拇指麻木疼痛，则可能是因为神经在肘部受到卡压，即所谓的“肘管综合征”。肘管综合征患者也会有夜间麻醒的病史，严重者伴有肌萎缩，无名指、小拇指的屈指肌力下降。

进入更年期的妇女有时候也会自觉有手麻的现象，常常是双侧同时出现，随着更年期的结束，手麻现象就会随之消失。如果手麻症状过于明显，可以按照更年期综合征进行调理。

其他诸如胸廓出口综合征、高血压、糖尿病等都可以导致手指麻木，并不能将其与颈椎病直接画等号。

·误区六：头晕是颈椎病？切勿轻易下结论·

头晕就一定是颈椎病吗？这可不一定，有很多疾病都会导致头晕。

“耳石症”就是其中的一种。正常情况下耳石是附着于耳石膜上的，一些致病因素会导致耳石脱落，当人的体位发生变化时，耳石会刺激人体产生眩晕。但这种眩晕持续时间很短，数秒到数分钟不等，且和体位有关。

此外，一些内科疾病，如高血压、低血压、各种心脑血管病、贫血、低血糖等都可能导致头晕。所以不能断然将头晕等同于颈椎病。

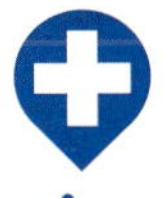

如何判断自己得了颈椎病

前面讲了这么多，那么到底我们在家里如何判断自己是否得了颈椎病呢？试试以下方法，希望可以帮助到你。

√ 颈背部疼痛，向上牵拉头颈后症状减轻，向下压头颈后症状则加重。
√ 颈背部疼痛，同时肩部和上肢或手有放射性疼痛或者出现麻木、沉重等不适。
√ 闭上眼睛，左右旋转头部时，出现头晕或者偏头痛。
√ 颈部疼痛，同时上肢或者手部肌肉无力。
√ 向下低头时，出现全身麻木或者“过电样”感觉等症状。

当然，除了上述几个小方法外，要想进一步进行判断，就要结合医院的影像学检查了：

1 颈椎X线检查

颈椎 X 线片常显示，颈椎生理曲度变直、消失，甚至反张，钩椎关节、椎体骨质增生，边缘锐利，椎间孔狭窄，甚至颈椎不稳。

2 颈椎CT

相对于 X 线片只能观察二维情况，颈椎 CT 可大致显示椎管内骨质和软组织情况。一般可观察到，颈椎骨质增生、椎间盘突出、黄韧带肥厚、椎管狭窄、项韧带钙化等，具有较高的诊断价值。

3 颈椎MRI

颈椎核磁可明确显示颈椎间盘突出情况，是否压迫到脊髓、神经根，压迫程度，脊髓或神经根是否变性，是医生判断颈椎手术必备的检查。

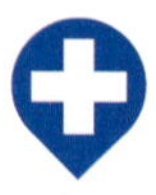

如何预防颈椎病

·坐好·

要预防颈椎病的发生，最重要的是坐姿要正确，使颈肩部放松，保持最舒适自然的姿势。办公室工作者应不时站起来走动，抬头远望，活动一下颈肩部，使颈肩部的肌肉得到松弛。

·睡好·

睡觉时不可俯着睡，枕头高低适中，颈部应充分接触枕头并保持略后仰，不要悬空。习惯侧卧位者，应使枕头与肩同高。睡觉时，不要躺着看书、玩手机。

·动好·

应在工作 1~2 小时后，让头颈部向前后左右转动数次，转动时应轻柔、缓慢，以达到各个方向的最大运动范围为准，使得颈椎关节疲劳得到缓解。多做反向运动，如仰泳、打羽毛球、放风筝等。颈椎病多是由低头太多引起，反向运动有助于纠正颈椎前屈，改善颈椎曲度，放松颈部肌肉，改善血液循环。

·防寒湿·

防寒、防湿，不要对着头颈部吹冷风，防止颈部受风、受寒、受湿侵袭。寒冷刺激会影响颈部的血液循环，导致肌肉紧张。因此颈部的保暖非常重要，尤其是到了夏天的时候，一定不要让空调和电风扇对颈部直吹，天冷外出应戴围巾或穿高领毛衫。

·避免损伤·

避免和减少急性颈椎损伤，如避免猛抬重物、紧急刹车等。

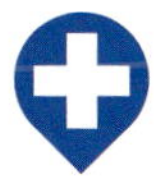

颈椎病的食疗处方

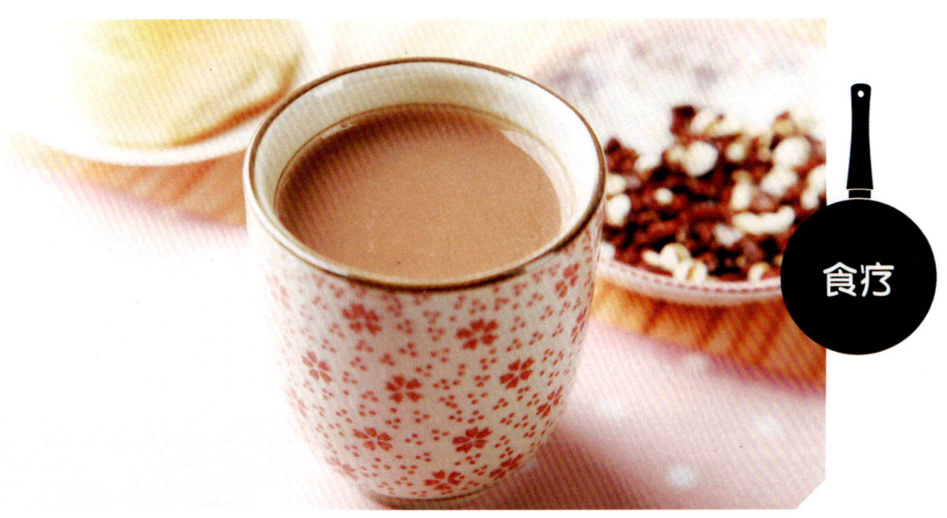

薏米赤小豆山药豆浆

材料： 水发薏米 50 克，赤小豆 30 克，山药 20 克。

调料： 白糖适量。

做法：

①将浸泡好的薏米、赤小豆、山药加清水洗净，倒入滤网，沥干水分。

②把洗好的食材倒入豆浆机中，加入白糖，注入清水至水位线，盖上豆浆机机头，选择“五谷”程序，再选择“开始”键，开始打浆。

③待豆浆机运转约 15 分钟，即成豆浆，倒入滤网，滤取豆浆即可。

利水渗湿、健脾养阴。适用于脾虚湿阻型颈椎病。

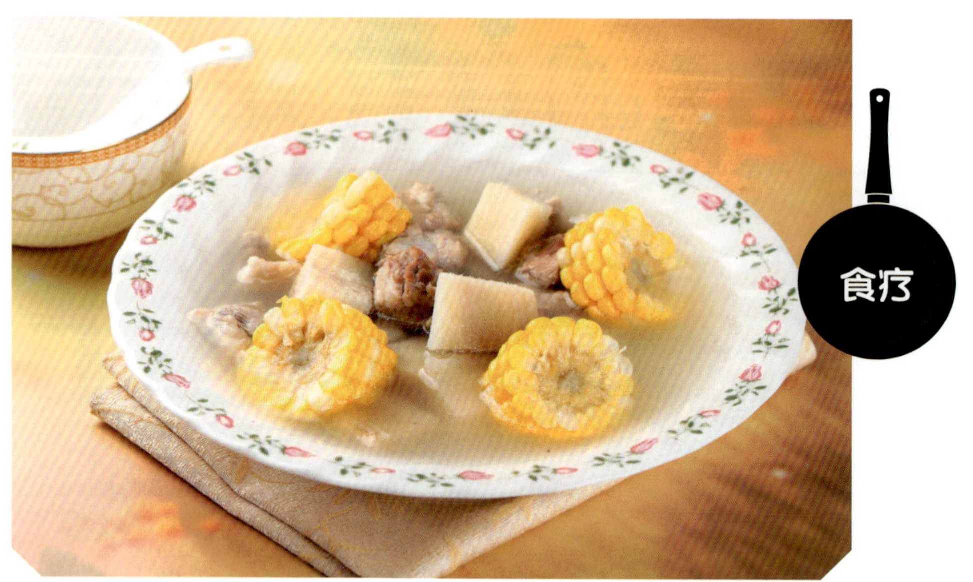

葛根猪骨汤

材料： 排骨段 400 克，玉米块 170 克，葛根 150 克。

调料： 盐少许。

做法：

①将洗净去皮的葛根切小块。

②锅中注水烧开，倒入洗净的排骨段，汆去血渍，捞出排骨段，沥干水分。

③砂锅中注入清水烧开，倒入排骨段，放入玉米块、葛根块，搅匀，煮沸后转小火煮至食材熟透。

④加入少许盐拌匀，续煮至汤汁入味即成。

益气养阴、舒筋健骨。适用于寒湿痹阻型颈椎病。

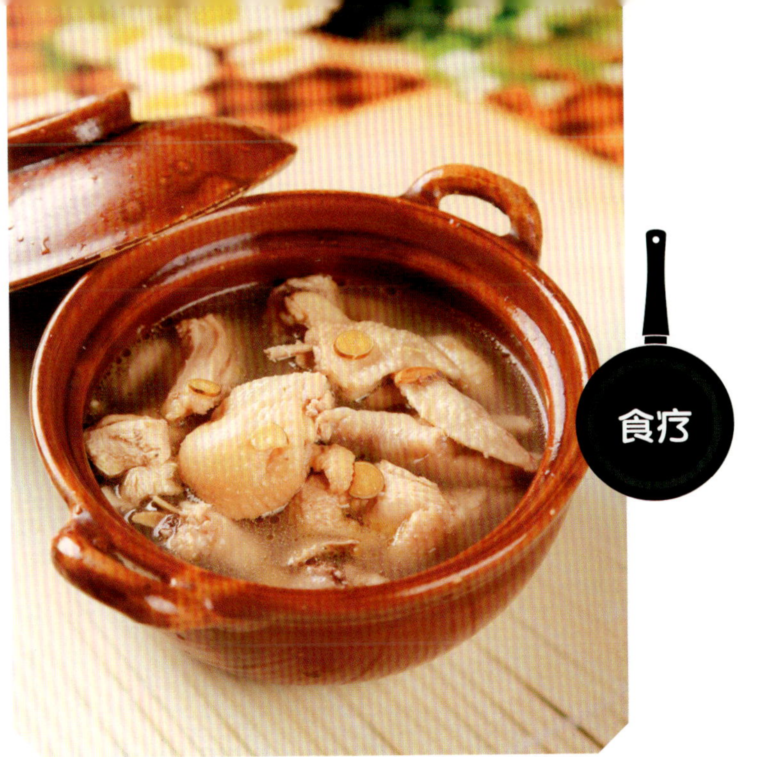

桑枝煲鸡

材料：母鸡肉 900 克，桑枝 20 克。

调料：盐、鸡粉各 2 克，料酒 5 毫升。

做法：

①锅中注入清水烧开，放入洗净的母鸡肉，汆去血水，捞出装碗。

②砂锅置火上，倒入桑枝、鸡肉，注入清水，淋入料酒，煮开后转小火煮 1 小时至食材熟透。

③加入盐、鸡粉，拌匀，盛出煮好的汤料，装入碗中即可。

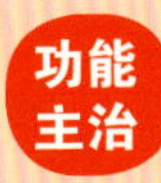

补脾肾、祛风通络止痛。适用于脾肾亏虚型颈椎病。

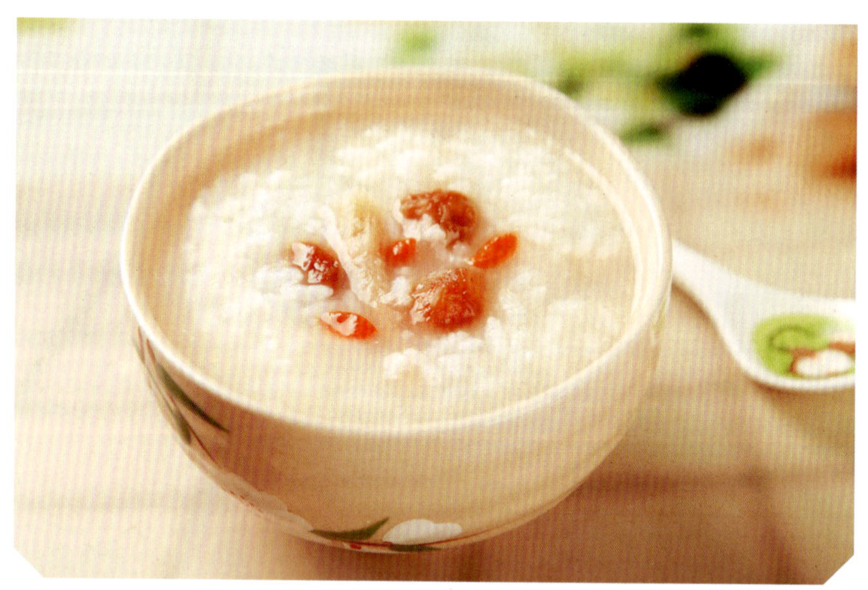

参芪桂圆粥

材料： 枸杞 6 克，黄芪 10 克，桂圆肉 15 克，党参 15 克，大米 200 克。

做法：

①砂锅中注入清水烧热，放入党参、黄芪，拌匀，用大火煮 10 分钟至药材析出有效成分。

②倒入洗好的大米，拌匀，用大火煮开后转小火煮 40 分钟至大米熟软。

③倒入桂圆肉、枸杞，拌匀，用中火煮 15 分钟至食材熟透。

④拣出黄芪，盛出煮好的粥，装入碗中即可。

补益气血。适用于颈椎病气血亏虚者。

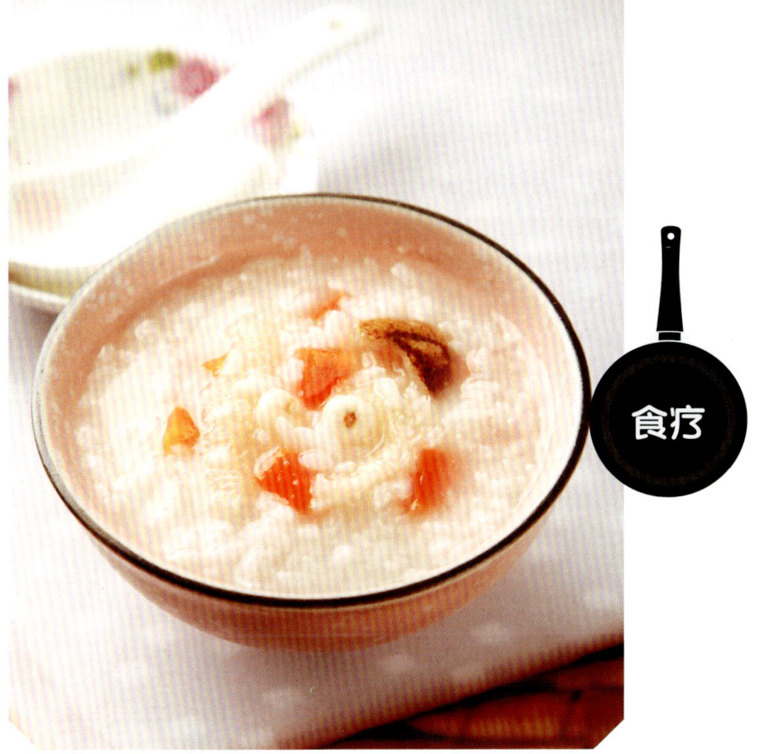

食疗

木瓜陈皮粥

材料： 木瓜 120 克，陈皮 5 克，丝瓜络 3 克，川贝 5 克，大米 350 克。

做法：

①将丝瓜络切成条；把陈皮掰成小块；将洗好的木瓜切开，去籽，切成瓣，改切成块，去皮。

②砂锅中注水烧热，倒入大米、陈皮，放入丝瓜络、川贝，拌匀，煮至食材熟软。

③倒入切好的木瓜，续煮 5 分钟至木瓜熟软，盛出煮好的粥，装入碗中即可。

祛湿化痰、通络止痛。适用于痰湿阻络型颈椎病。

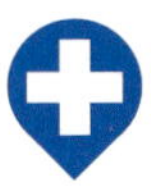

颈椎病的
保健按摩方法

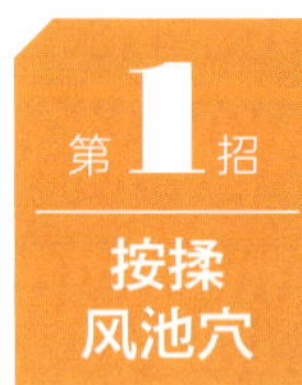

用双手拇指腹部在风池穴（头颈交界，后正中线旁一指凹陷处）点按 1~2 分钟。

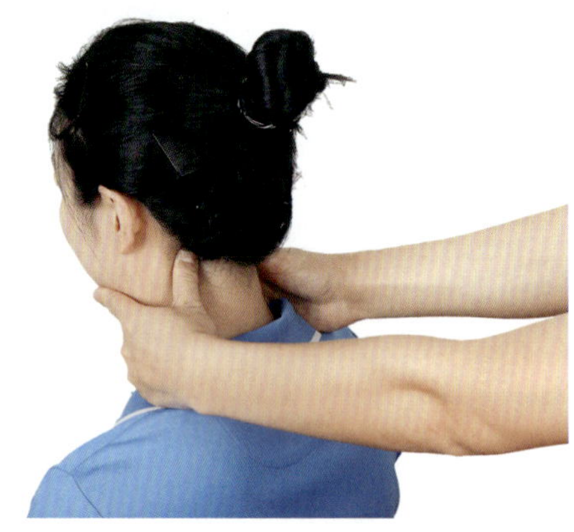

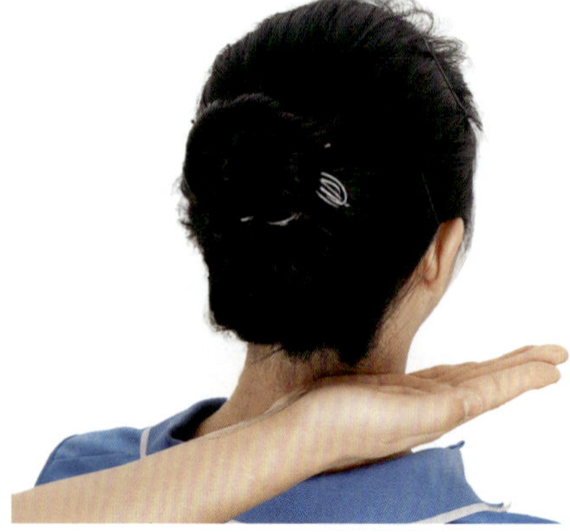

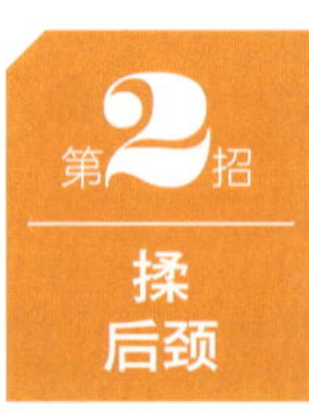

先以右掌横置颈后，小鱼际按在右侧风池穴，横向来回并由上向下按擦整个颈部，以热为度，再换手操作。

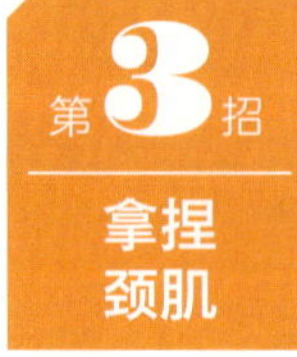

用左手或右手拇指与其余四指拿捏颈椎两旁肌肉，或用双手拇指腹部揉按颈椎两旁肌肉 2~3 分钟。应重点拿捏或揉按酸痛点，即阿是穴。

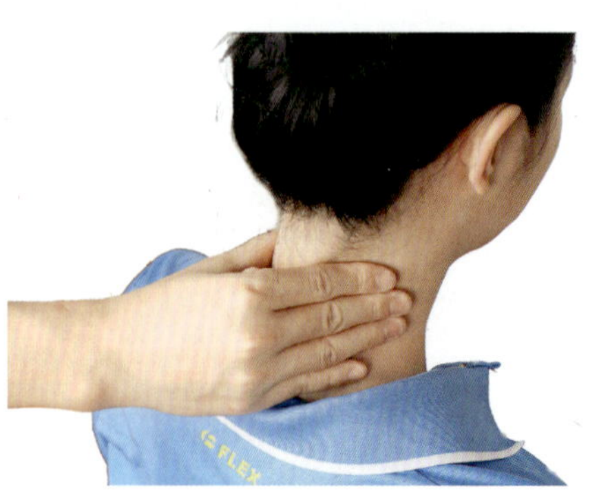

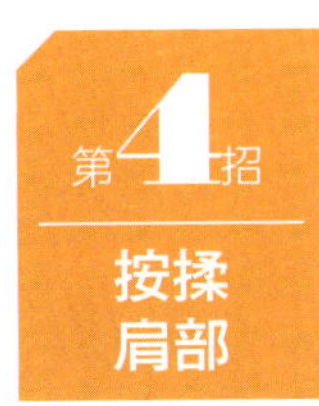

将一侧手经前方放至肩上部，用手指腹部揉按或拿捏肩部肌肉2~3分钟，再用掌侧叩击肩部肌肉10次。

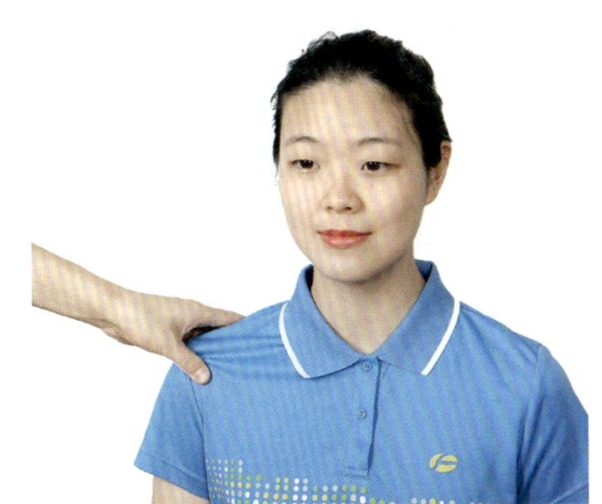

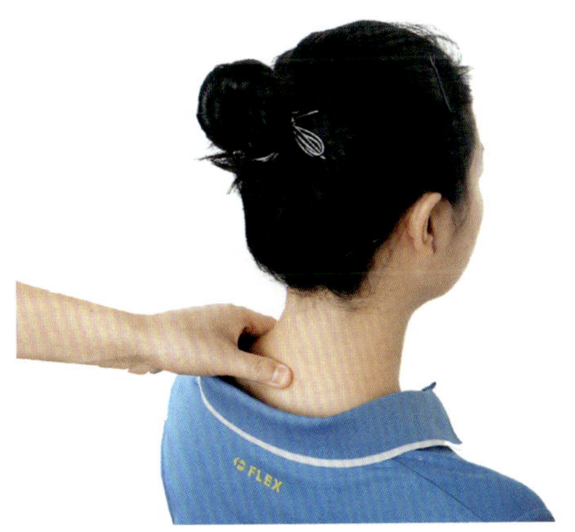

用左（右）手大拇指用力反复按摩大椎穴（位于后颈部颈椎中最大椎体下方的凹陷处）各20~30次至局部发热为佳。

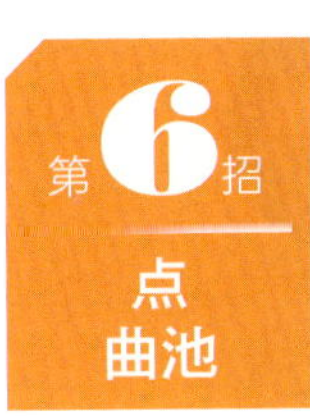

上肢交叉，双手的食、中指分别相叠，放在对侧的曲池穴（屈肘90°，肘横纹外侧端与肱骨外上髁连线中点）用力点揉按动，左右同时做60次。

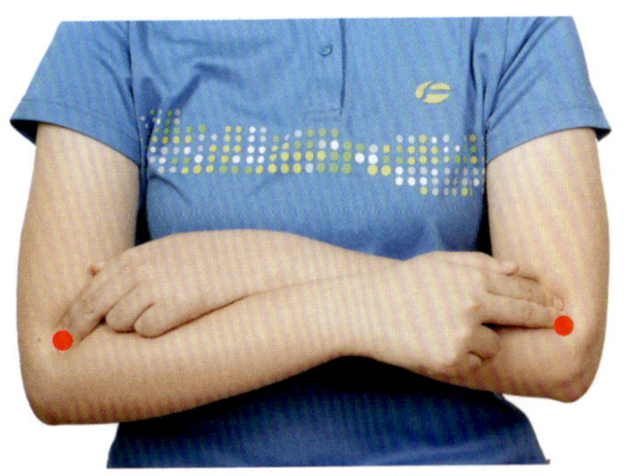

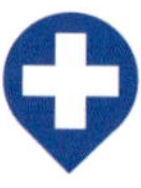

颈部骨筋肉锻炼方法

端坐或直立位，保持颈椎挺直，头缓慢转向一侧，至最大幅度时保持5~10秒，休息数秒后，换另一侧。

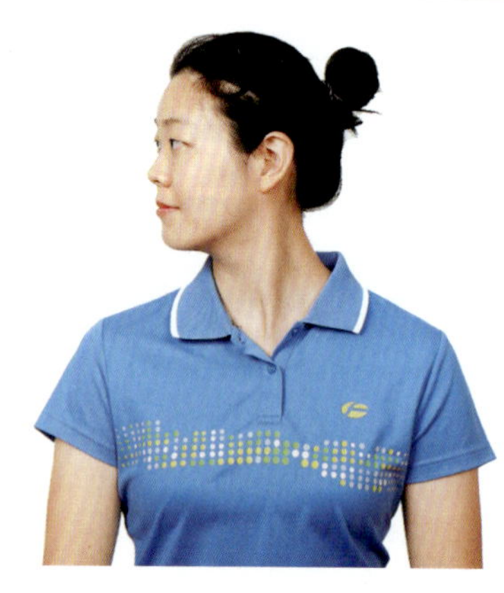

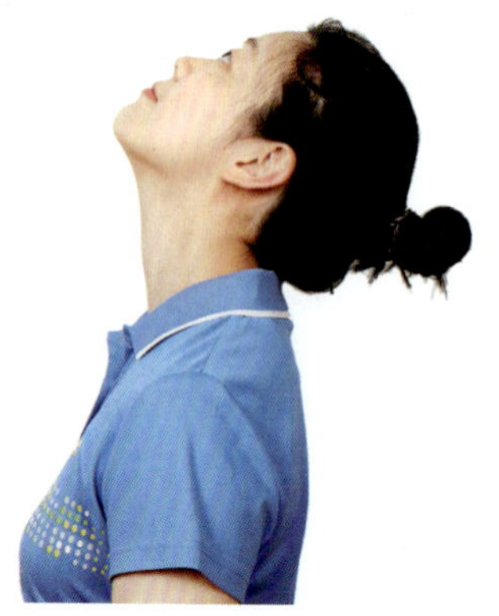

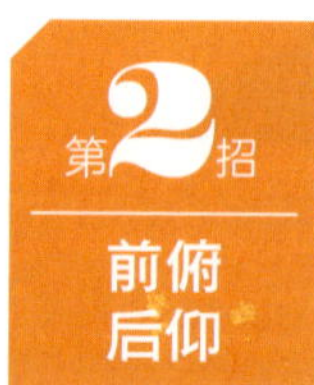

头先缓慢前俯，下巴尽量靠近胸廓，再缓慢后仰，至最大幅度，连续做15次。

端坐或直立位，先缓慢将头向一侧肩膀侧屈，再缓慢侧屈到另一侧。该动作过程中，一定要尽量侧屈到最大幅度。

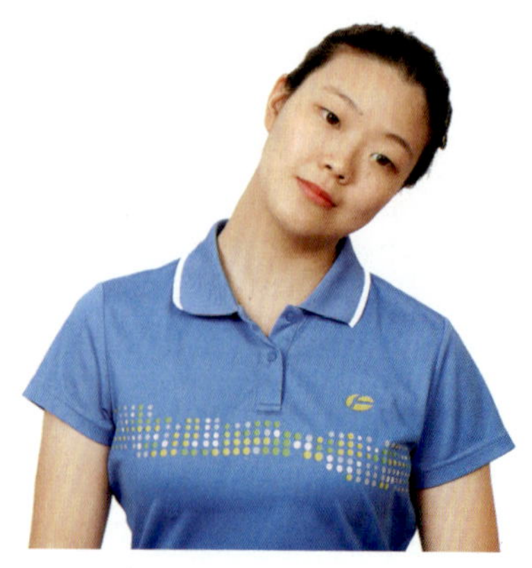

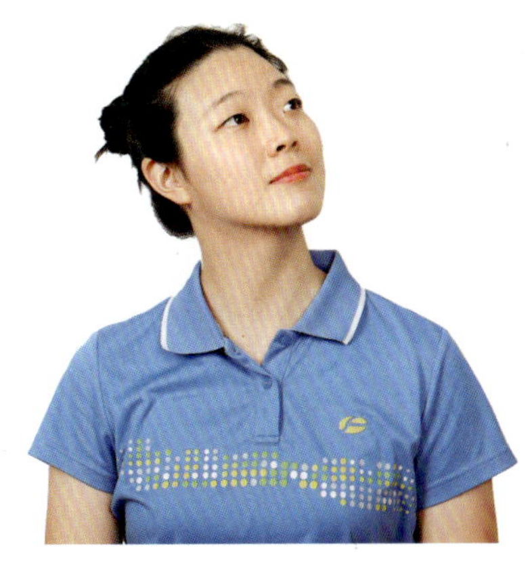

第4招 米或中字操

端坐或直立位，用头颈缓慢画“米”字或“中”字，每一笔画都尽量做到该方向的最大限度，连续做 15 次。

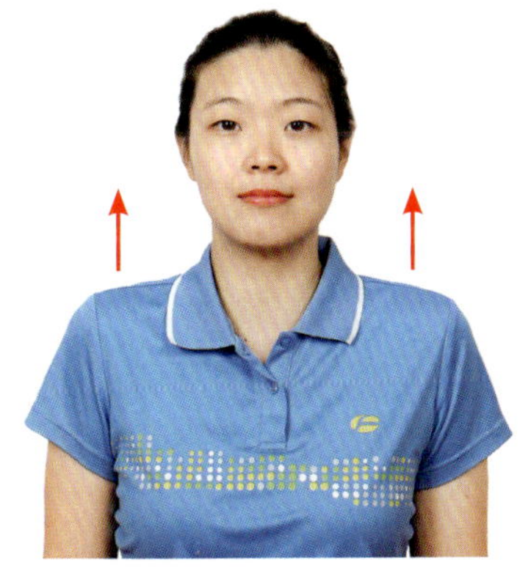

第5招 耸肩动作

保持良好的站姿或坐姿，面向前，做耸肩动作，将双肩尽量靠拢双耳，每组做 3~5 次。

第6招 双手托天

站立位，双臂外展平举，掌心朝上，缓慢上举至最高，双掌托天，连续做 10~15 次。在这个过程中，双臂上举时要充分用力，像提水桶样将颈肩用力提拉起来。

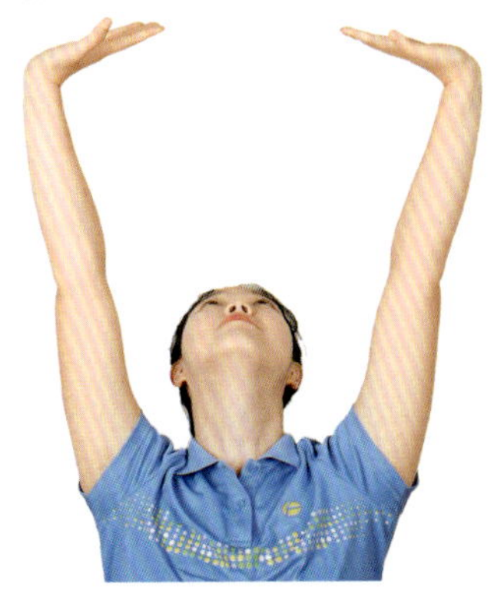

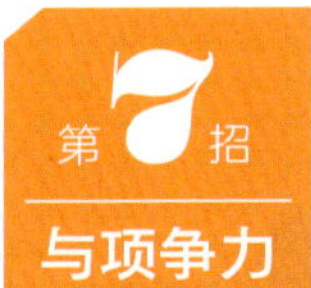

第7招 与项争力

双手交叉放在颈部后面，颈椎保持直立或略后仰姿势，双手缓慢加力向前推颈椎，颈椎用最大力气向后做对抗动作。保持 5~10 秒，休息数秒钟后做下一组动作。

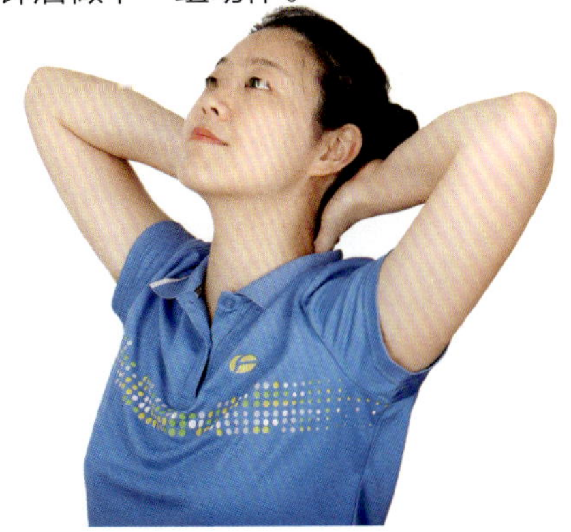

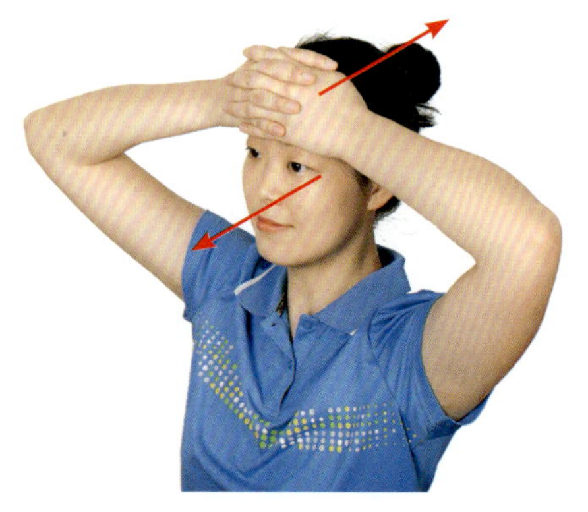

端坐位或直立位，脖子保持挺直，目光平视，将双手掌放于前额，向后用力推，头颈用力做对抗动作，保持5~10秒，休息数秒钟后做下一组动作。

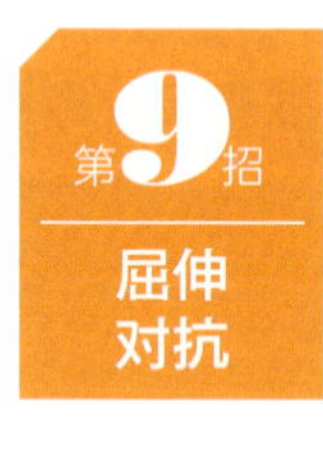

端坐位或直立位，头颈部侧屈，将一手掌至于同侧，做对抗动作，保持5~10秒，休息数秒钟后做下一组动作。

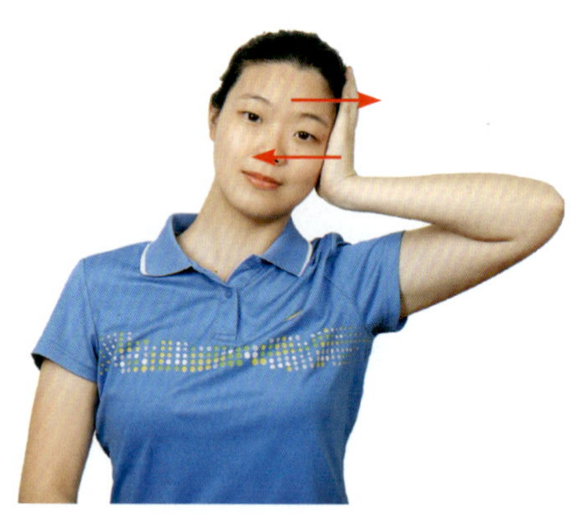

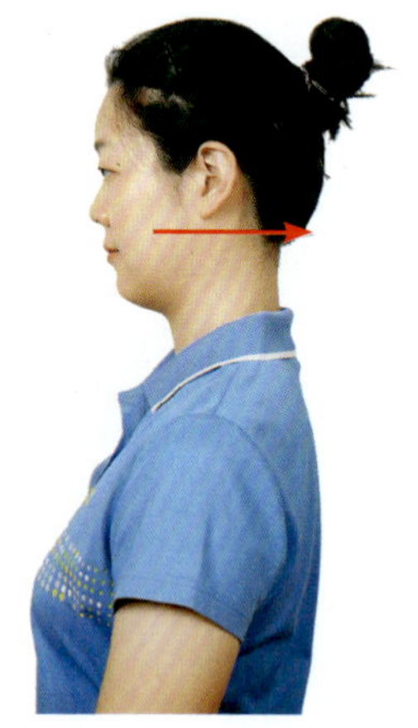

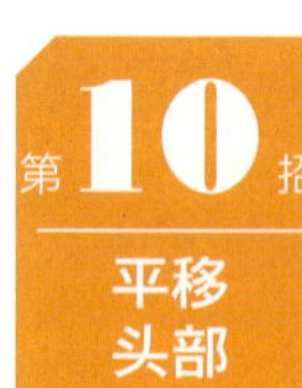

坐姿，平视前方，慢慢向后平移头部，至最大限度，保持数秒后，放松，重复上述动作。在这个过程中，要保持目光平视，不能翘下巴。

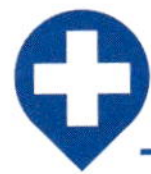

谁来拯救你，我的“肩”

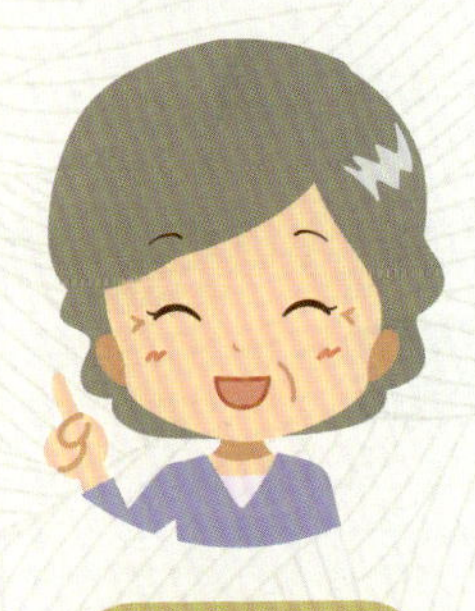

病例

周女士今年50岁了，今天急匆匆地赶来门诊，说自己的右胳膊抬不起来了，满脸焦急。据她自己描述，前两天不知道什么原因，睡醒后就感觉肩膀疼痛，肩膀硬得简直不像自己的，这两天越来越疼，疼得连一个小东西都提不起来，晚上更厉害，睡觉时也只能保持一个姿势，稍微一动就痛苦不堪，已经严重影响到了她的生活。

随后，经过检查发现，她的右手不能背伸、上举，左右两边对比很明显。按照我们以往的经验，结合周女士的年龄，她很有可能患上了肩周炎。

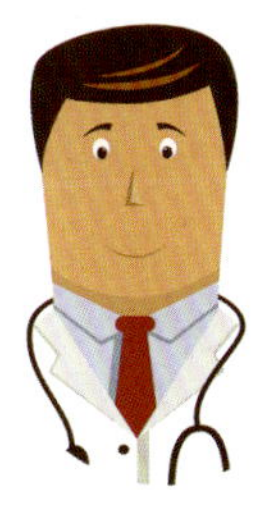

许教授解答

听完周女士的描述，我让她尽量抬高和背展双手，对比两只手的运动幅度。一对比就发现，她右手比左手的活动幅度明显小了不少，而且右手上升到最高点的时候还有点痛。这是典型的肩周炎的表现，患者年轻的时候做体力活比较多，最终导致肌肉劳损而发展成为肩周炎。

·什么是肩周炎·

肩周炎又称肩关节周围炎，多发生在50岁左右，俗称“五十肩”，又由于发病时肩关节的活动度大大下降，故又被称作“冻结肩”。该病以肩部疼痛为主，夜间痛甚，逐渐加重。女性发病率高于男性，重体力劳动者多见。肩周炎其实是一种自愈性疾病，常在1年左右自发好转，但由于恢复时间较长，疼痛难忍，活动困难，严重影响了患者的生活质量。因此，我们建议，患上肩周炎，要尽早诊治，不然越拖越严重。

·为什么会得肩周炎·

要解答这个问题，我们首先要了解一下肩关节。

肩关节可以说是人体各关节中活动度最大的一个关节，它的关节囊较为松弛，各范围活动度较大，它的稳定性主要依靠周围包裹着的肌肉、肌腱和韧带来维持。也由于它的活动度较大，因此最容易受伤。同时，肩关节也是人体活动最多的关节之一，其周围的肌腱、韧带等稳定结构经常受到摩擦、挤压。

了解到这些特点后，我们就可以总结一下肩周炎到底是怎么来的。

1 退变、老化

该病好发于 50 岁左右的中老年人，该年龄人群的特点是身体各部位器官都开始退变、老化。就像橡皮筋一样，新的橡皮筋弹性和韧性都特别好，拉长了还会收缩回来，但是用久了，就大不如以前，人体肩关节周围的筋肉组织也是一样，上了年纪，筋肉的弹性和韧性大大降低，所以容易发生肩周炎。

2 慢性劳损

重体力劳动者、运动员等，经常过度活动肩关节的人群，由于其肩关节韧带、肌腱经常受到摩擦、挤压，时间长了，这些结构的弹性和韧性大大降低，容易发生损伤。又由于慢性损伤后，这些肌腱、韧带血供较差，恢复很慢，日积月累，会造成慢性损伤，最终诱发肩周炎。

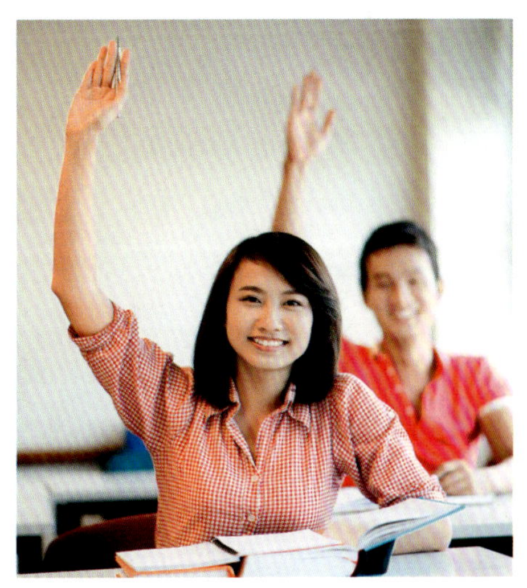

3 肩关节外伤

不当的体育活动导致肩周韧带、关节囊、肌腱等损伤，治疗不及时或治疗不当，最终发展成肩周炎。

4 其他因素

其他原因导致的上肢外伤，或肩外因素导致的损伤，肩关节固定过久，肩周组织挛缩、粘连，发展成肩周炎。

·肩周炎有哪些症状·

1 肩部疼痛

“痛”这一个字就可以概括肩周炎了。在早期，炎性因子大量生成，刺激肩周软组织丰富的神经末梢，肩周开始出现疼痛，此时疼痛多为慢性、阵发性；此后，疼痛逐渐加剧，转变为钝痛，甚至是刀割样疼痛。有些患者自己描述，这种痛剧痛难忍，特别是在夜间，有时候能被痛醒，夜不能寐，不能向患侧侧睡，白天时自行缓解；当天气变凉时，由于肩周皮肤温度降低，血液流动减慢，炎性物质不断积累，疼痛范围扩大，甚至影响到颈项及上臂；此外，还有些患者，在劳累后疼痛加重，痛不能碰，在肩部受到轻微牵拉时，甚至会感觉到撕裂样剧痛。

2 活动困难

正常肩关节，可以完美地完成各个方向上的活动，但一旦有了肩周炎，活动范围和活动能力大大下降，特别是外展、上举、背伸的时候。这主要是因为最开始的时候，炎症浸润，惧怕疼痛而不敢活动；随着病情进展，疼痛逐渐加剧，患者因剧痛不能活动；最后，肩关节形成粘连、挛缩，想动而动不了。肩周炎活动困难体现在生活中的方方面面，比如梳头、穿衣服、背手、够高处的东西等，给生活造成了极大的不便利。

3 怕冷

肩周炎由于肩关节活动能力下降，肩周血液流速变缓，体内阳气不能布达，容易出现肩周怕冷；同时天气降温、肩部受凉等，会反过来导致肩周血流缓慢，炎症集中，不能很好地流到身体其他部位代谢掉，从而进一步加重肩周炎的症状。

4 压痛

多数患者在肩关节周围可触到明显的压痛点，少数呈肩周软组织广泛性压痛，无压痛点者少见。

5 肌肉痉挛与萎缩

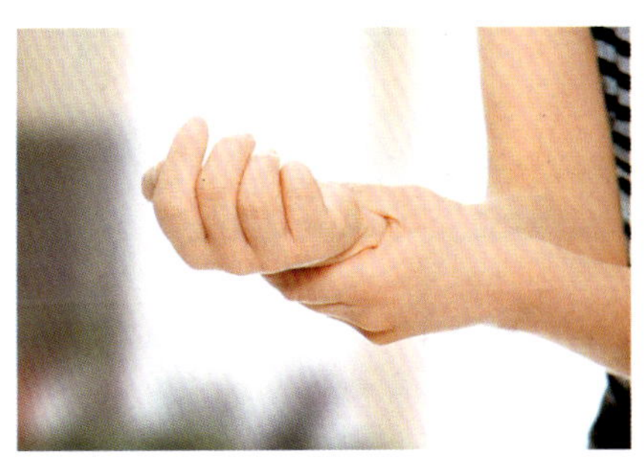

肩周围肌肉早期可出现痉挛，晚期可发生废用性肌萎缩，出现肩峰突起、上举不便、后弯不利等典型症状，此时疼痛症状反而减轻。

6 X线及化验室检查

常规 X 线拍片大多正常，老年患者或病程较长者可见骨质疏松，但无骨质破坏，可在肩峰下见到钙化阴影。实验室检查大部分正常。

·肩周炎的中医分型·

1 风寒湿阻

肩关节冷痛，活动受限，患处沉重，遇寒痛增，得温痛减，舌质淡红，苔薄白，脉沉紧。

2 血虚寒凝

肩关节冷痛，得温痛减，遇寒加重，肩部活动受限，头昏眼花，面色淡白，舌质淡，苔薄白，脉沉迟细。

3 瘀血阻络

肩关节刺痛固定，疼痛拒按，入夜尤甚，活动受限，舌质紫暗，苔薄白，脉涩。

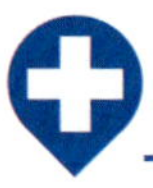

注意误区，避免“入坑”！

·误区一：肩周炎是自愈性疾病，不用治·

前文讲述过，肩周炎是自愈性疾病，可能过个一年半载，自己就好了。那既然这样，就不用治啦。

其实，这是认识的一个误区。肩周炎所带来的痛苦，远远不是你所想的那个样子。剧烈疼痛、严重影响正常活动，这些都十分难以忍受。早期，一般很少引起重视，因为怕疼而不敢多活动关节，以为忍一忍就过去了，从而错过了最佳的治疗时期；结果到后期，疼痛越来越厉害，肌腱、韧带、关节囊粘连越来越严重，活动也越来越困难，治疗效果也会大打折扣。因此，我们建议，一定要早发现早治疗。

·误区二：肩周炎要养着，尽量不要活动·

很多肩周炎患者朋友一痛就不动，觉得要养着。

其实，肩周炎不像骨折、脱位，需要一段时间的固定，给它提供一个良好的愈合环境，要养着。肩周炎千万不能养，越养越严重，要知道肩周炎还有一个名字，叫“冻结肩”。

肩周炎不仅不要养，还要尽量活动。不管是早期还是晚期，要在疼痛可以接受的情况下，尽量把粘连的肩周韧带、肌腱、关节囊等软组织一点点“撕裂开”，以防越粘越严重，变成真的“冻结肩”。

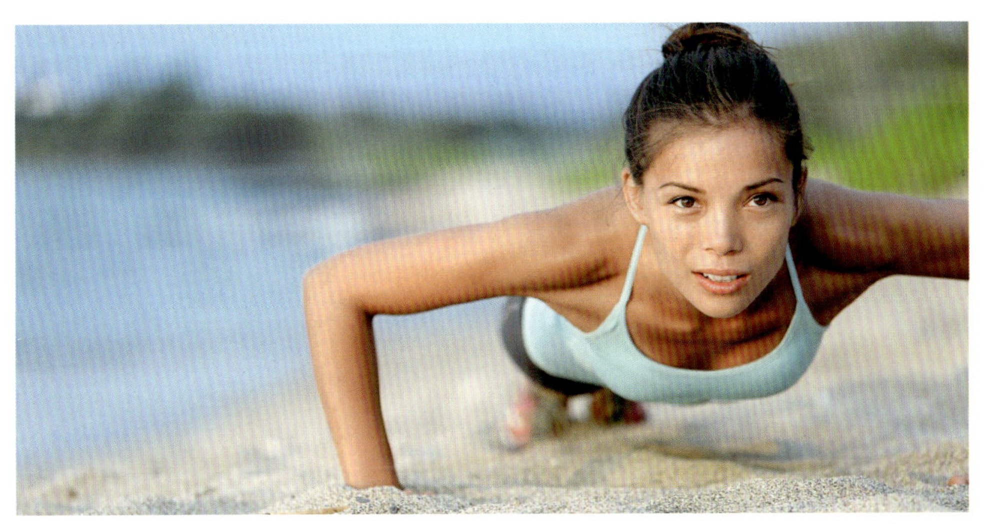

·误区三：肩膀痛就是肩周炎·

刘先生今年正好 50 岁了，去年年底和朋友打过一次羽毛球，回家后就觉得自己的右肩膀隐隐作痛，后来右手臂也越来越没力，抬不起来，肩膀也疼得越来越厉害。周围亲友都说他这个年龄了，可能得了肩周炎。他也知道肩周炎应该多锻炼，于是在还没有得到确诊的情况下，他开始坚持锻炼，锻炼倒是挺积极，针灸、按摩、理疗各种措施也全都加上，可几个月过去了，一点没见好转，肩膀反而越来越痛了。这时他才想起到附近的大医院看看，于是找到了我。

这不看不知道，一看吓一跳。经过详细地了解病史、体格检查，结合 X 线和核磁共振检查，发现他是得了和肩周炎有相似症状的肩袖损伤，而不是肩周炎。

那么这两个病有什么区别呢？肩关节周围有四条肌腱紧紧包裹着这个关节，像袖子一样辅助着肩关节的活动，叫肩袖。一些剧烈的活动，比如打羽毛球扣球动作，导致肩袖撕裂，从而出现肩痛、肩膀抬不起来等，严重的肩袖损伤甚至是需要尽早手术修补的！当肩袖损伤后，最开始时是需要固定、休息，给损伤的肩袖提供一个愈合的环境，这个时候如果错把肩袖损伤当成肩周炎，不停地进行锻炼，不仅不会好转，甚至造成肩袖更严重的撕裂。

其他会引起肩痛的疾病还包括类风湿性关节炎、肩峰下撞击综合征、肱二头肌长头肌腱炎等，需要仔细区别，并不是所有的肩痛都一定是肩周炎。

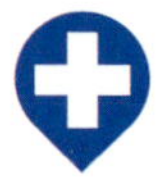

什么样的肩周炎要手术

大多数严重肩周炎患者是不需要手术的，只有15%左右的患者最终需要手术。一般有下列情况之一的严重肩周炎患者可以考虑手术治疗：

√ 肩周炎经过6个月以上系统治疗，包括中医针灸、理疗、推拿、药物、封闭疗法、功能锻炼等各种方法，肩关节功能障碍无明显改善者。

√ 肩部持续性顽固疼痛，特别是夜间持续疼痛而不能入睡，严重影响睡眠，影响日常生活和工作，时间超过6个月以上者。

√ X线平片上可见肩峰和肱骨大结节密度减低或囊性改变，肩关节造影可见关节囊明显缩小者。

√ 肩关节挛缩状态严重，活动范围上举角度小于120°、旋转小于150°者。

√ 核磁共振检查明确有肩袖撕裂并影响功能活动者；有关节盂唇的撕裂并出现肩关节不稳定表现者。

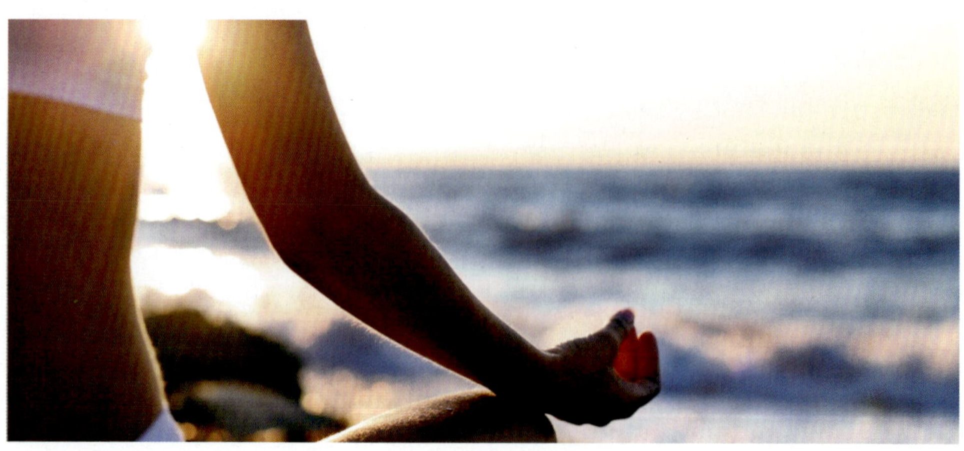

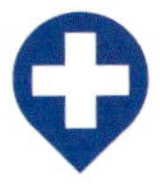

避免肩周炎，预防很重要

如果你也有过受凉史，或者不明原因出现了前文讲述的症状，那么很有可能得了肩周炎。肩周炎这么不舒服，那平时该怎么预防呢？

· 坐好 ·

对不正确姿势引发的肩周炎，我们需要改正的就是自己的用电脑习惯，正确的姿势是肘角保持 90 度，肘角倚靠在电脑椅扶手上。另外是注意不要连续长时间维持一个姿势，即便你按照标准姿势做了，也只是部分缓解了颈肩部的肌肉紧张，时间久了肩膀还是会酸痛。所以你要隔一小时左右起来活动几下，让紧张的肌肉充分舒展。

· 睡好 ·

像前文所说的一样，选择高低适中的枕头，符合颈部的生理曲线，通常仰卧、侧卧等各个状态均可，侧卧时尤其要注意避免下位肩膀的过度受压。可选择厚薄相宜的软枕垫在耳侧，维持颈肩部的相对位置。

· 动好 ·

正常肩关节的活动度是非常大的。在肩周炎预防过程中，最重要的一点就是功能锻炼。每天坚持一些保健的运动，比如骨筋肉康复养生操、慢跑等，可以加快肩周血液流动，避免炎症积累，从而保持良好的肩关节功能状态。

如果您不幸已经患上了肩周炎，也应该多做功能锻炼。可以在疼痛能承受的范围内，做一些像爬墙、太极拳、哑铃、双臂悬吊等运动，充分伸展、拉伸肩关节，将粘连的肌腱、韧带、关节囊缓慢拉开。在这个过程中，一定要坚持锻炼，因为越不练，粘连就会越严重；同时，锻炼应循序渐进，不可操之过急，要在疼痛可以忍受的范围内，切勿暴力锻炼，以免造成更严重的损伤。

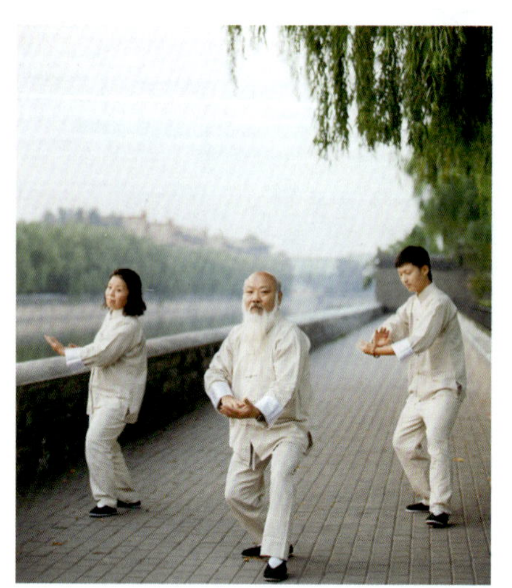

·注意防寒保暖·

上文提到，肩关节容易怕冷，并且夜间和受凉时容易加剧。这主要是因为随着寒气侵袭，肩周血管紧缩，血流变缓。在这个过程中，组织新陈代谢减慢，代谢废物清除率降低，炎症不断积累，疼痛进一步加重，最终影响了肩关节活动功能。因此，在实际日常生活中，我们一定要注意肩关节的防寒保暖，特别是夏季，避免空调直吹。

·注意相关疾病·

患有颈椎病、肩袖损伤、肱二头肌长头肌腱炎、肩关节或上肢骨折的人一定要注意了，这些症状最容易发展成为肩周炎。在治疗这类疾病过程中，一定要关注肩关节的疼痛及活动度情况，即使是肩关节外伤或上肢骨折的朋友，在不影响外伤愈合进程的前提下，一定要遵照医生指导，尽早开展相关功能锻炼。

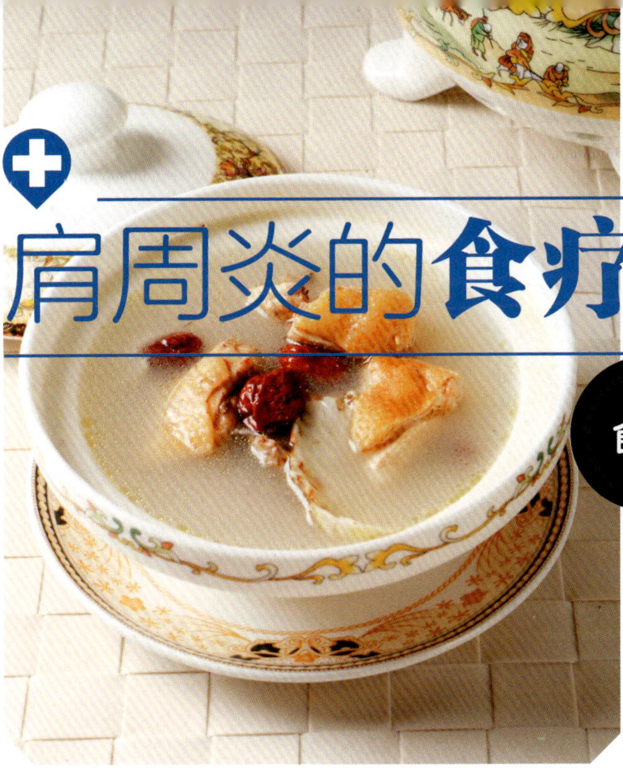

肩周炎的食疗处方

食疗

当归黄芪红枣煲鸡

材料： 鸡肉块 250 克，红枣 30 克，当归 15 克，黄芪 8 克，高汤适量。

调料： 盐2克。

做法：

①锅中注入清水烧开，倒入洗净的鸡肉块，搅拌均匀，煮约 2 分钟，汆去血水，捞出，过冷水，装盘备用。

②砂锅中注入高汤烧开，倒入洗好的红枣、当归、黄芪，放入鸡肉，搅拌均匀，炖 1 ~ 3 小时至食材熟透。

③加入盐拌匀调味即可。

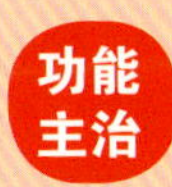

益气温经、活血通络。适用于血虚寒凝型肩周炎。

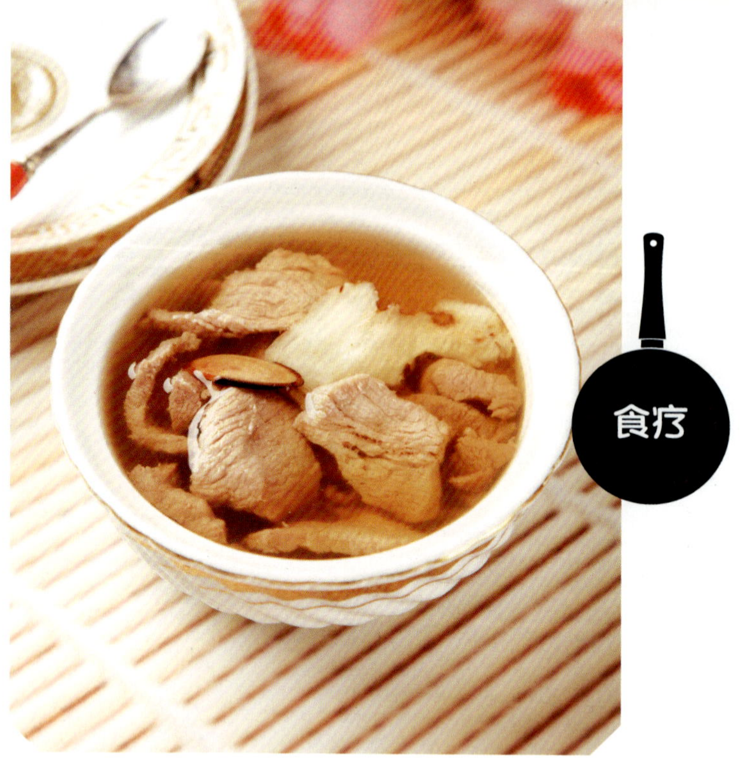

食疗

桂枝炖羊肉

材料：羊肉片 300 克，桂枝 5 克，当归 5 克，干姜 2 克。

调料：盐 2 克，料酒 10 毫升，生抽 3 毫升。

做法：

①锅中注入清水烧开，倒入洗净的羊肉，淋入少许料酒，略煮一会儿，汆去血水。

②将羊肉捞出，沥干水分，备用。

③砂锅中注入清水烧热，放入当归、羊肉、桂枝、干姜，淋入少许料酒，烧开后转小火煮 1 小时至食材熟透。

④加入少许生抽、盐，搅拌均匀，至食材入味即可。

祛风散寒、温经止痛。适用于风寒湿阻型肩周炎。

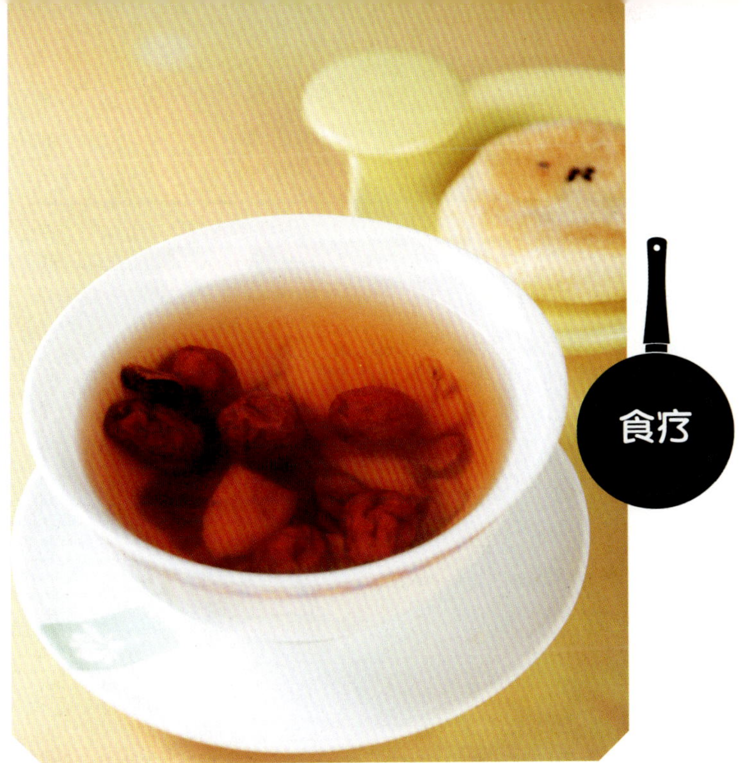

鸡血藤黄芪大枣汤

材料：鸡血藤 15 克，黄芪 10 克，红枣 20 克。

做法：

①砂锅中注入适量清水烧开。

②倒入备好的鸡血藤、黄芪、红枣。

③盖上盖，煮 20 分钟至药材析出有效成分。

④揭开盖，搅拌均匀，把煮好的药汁盛出，装入碗中，待稍微放凉后即可饮用。

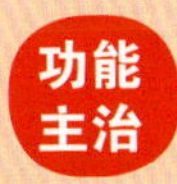

补血活血、祛风行气止痛。适用于瘀血阻络型肩周炎。

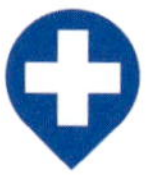

肩部的保健按摩方法

第1招 按摩缺盆穴

手指在缺盆穴（人吸气时两肩的锁骨形成的窝中间）处，轻轻地摩动，慢慢地提捏，提捏的劲道采取“落雁劲”，就好像是大雁落沙滩那样，看似轻柔，但内带劲力。

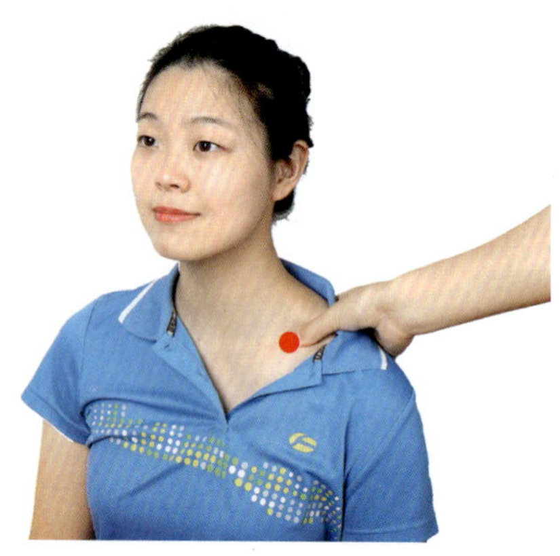

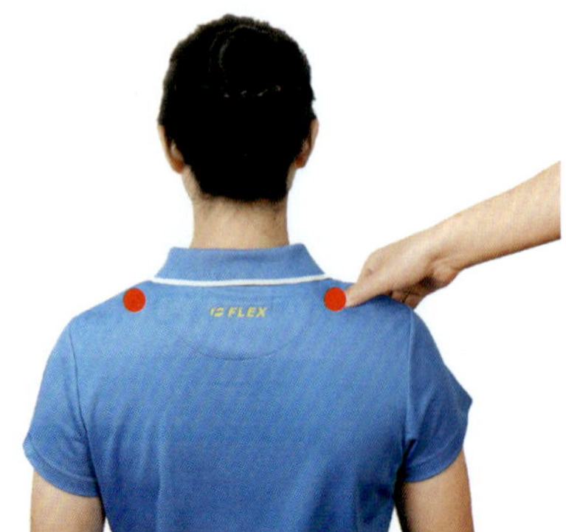

第2招 点按肩井穴

每天点按肩井穴（位于大椎与肩峰端连线的中点上）3次，每次3～5分钟。

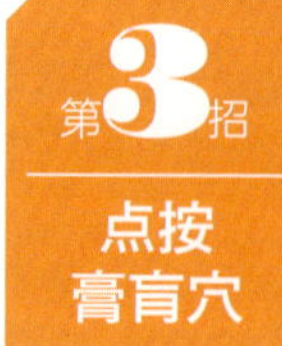

膏肓穴位于人体的背部，当第四胸椎棘突下，左右旁开3寸。每天大拇指点按膏肓穴3次，每次3～5分钟。

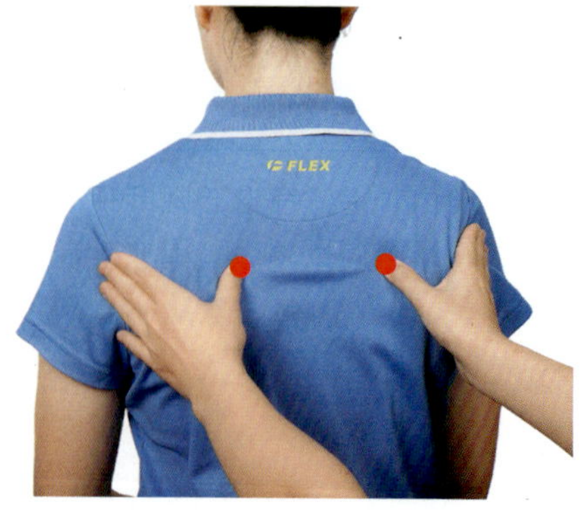

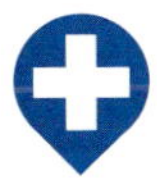

肩周炎，三分治，七分练！

肩周炎，三分靠治，七分靠练。不论是吃消炎止痛药，还是针刀、针灸、穴位注射，其本质都是医生通过外部的一些干预来暂时解决病痛，当回到家，这些干预撤掉以后，效果可能会没那么持久。那什么样的治疗才算持久呢？就是靠自身的锻炼。医生的治疗只占三分，自己的锻炼才占主导。通过合理的锻炼方式，自己解决掉肩周炎，不用再找医生。下面我们就为您介绍一些肩部的骨筋肉锻炼方法。

面墙站立，患肢手指慢慢顺墙面爬行，每天记录爬墙到达的高度，坚持每天练习 3 组，每组 50 次以上。练习时切记勿贪多求快，宜循序渐进，避免暴力动作，以防止造成更大的损伤。

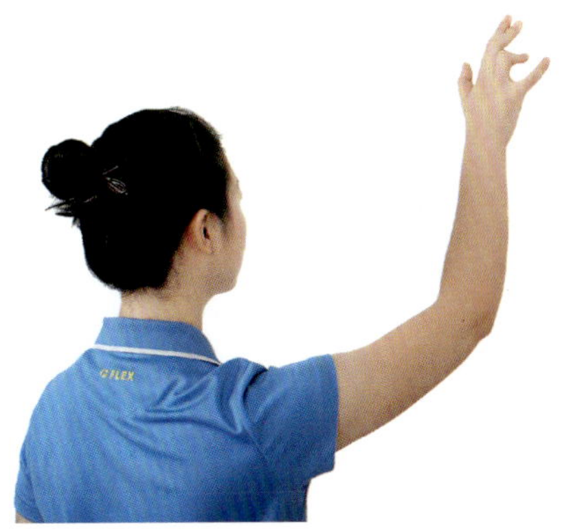

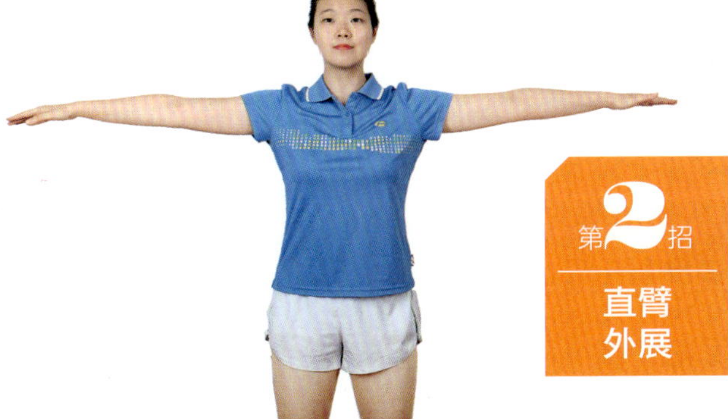

第2招 直臂外展

直立，双臂自然下垂，慢慢外展双臂直至最大限度。每天坚持练习 3 组，每组 50 次以上。

第3招 托肘悬肩

身体站直，以健侧手托住患侧肘部，使辅助患侧肩膀顺时针画圈5个、逆时针画圈5个为1组，每次做大约10组。

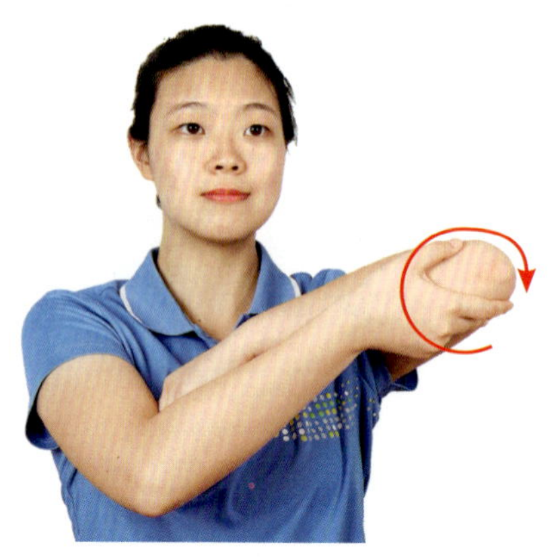

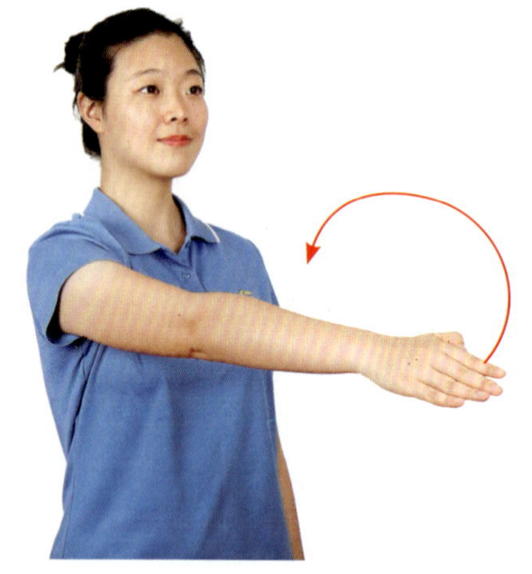

第4招 画圈运动

站立位，双臂自然下垂。抬举患臂，做画圈动作。该过程中，尽量最大幅度地拉伸到患侧肩关节。反复多次。

第5招 掌搓腰腹

直立，双臂自然下垂。抬举手臂，双掌贴腹，五指指尖朝下，上下掌搓，并同时逐渐从前腹移到侧腹部及后腰至最大限度，再从后腰搓回前腹。反复多次。

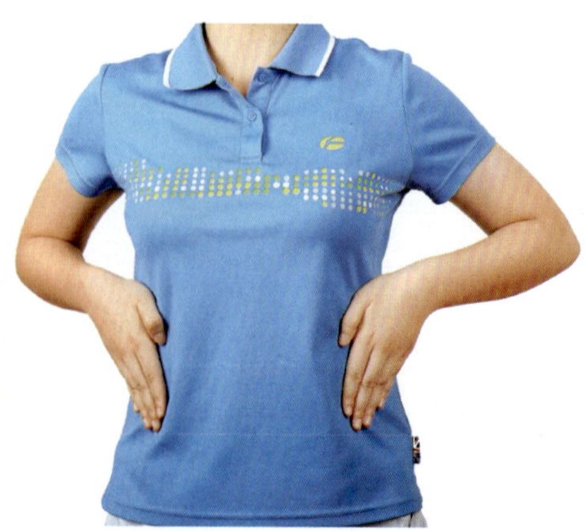

第6招 弯腰甩臂

腰前倾，患侧手臂向前后方甩动，在疼痛可承受范围内甩的幅度越大越好。每天3组，每组50次以上。

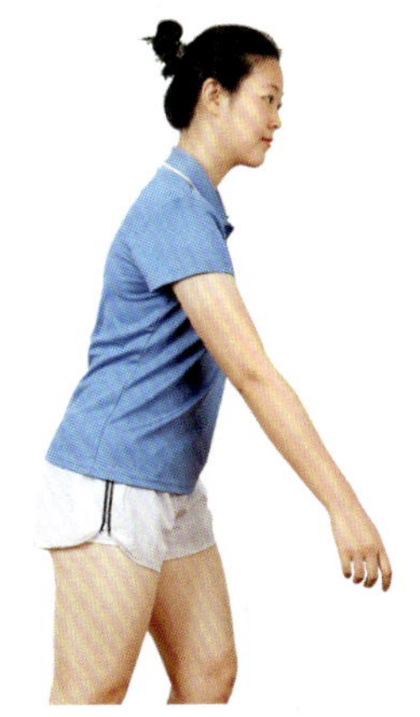

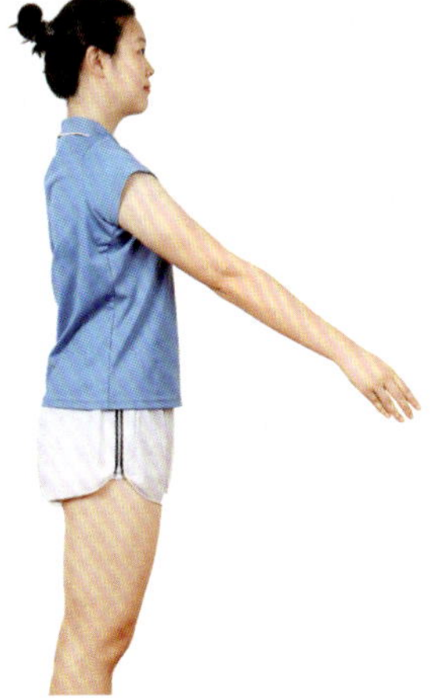

第7招 悬臂画圆

腰前倾，患臂做大幅度画圆，先顺时针后逆时针，各30次，每天重复练习。

第8招 太极云手

双脚站立位，双脚与肩同宽，先抬左臂，屈肘，以上臂带动前臂顺时针画弧，同时屈右肘，以右上臂带动右前臂向左画弧，再由双上臂带动前臂回旋打开，左手掌斜向后下，右手掌斜向前上，头转向右侧，目光跟着右手，双臂充分外展打开。重复15～20次。

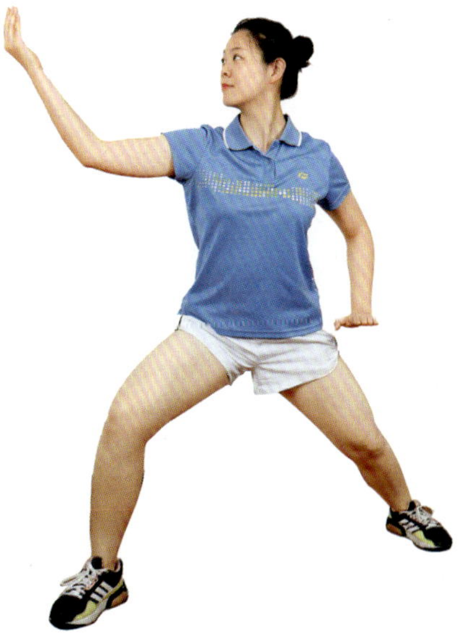

第9招 综合拉伸

①坐位或站立位，双臂前伸，两掌相对；

②手掌旋转为手背相对（左侧手掌顺时针旋转，右侧手掌逆时针旋转）；

③双臂平行于地面交叉，双手掌相扣，手指交叉；

④以双肘连线为轴线，前臂慢慢弯曲，并画圆，再慢慢伸直拉伸；

⑤保持拉伸状态左右摇晃；

⑥双手松开，手掌向上平行于地面作托盘状，双上臂紧贴身体两侧，双上臂在保持托盘状姿势下缓慢平移至双肩后，使胸廓打开；

⑦双手自双耳侧开始慢慢抬举双臂至完全伸直，再慢慢放下至水平状，手心相对。此为 1 组。

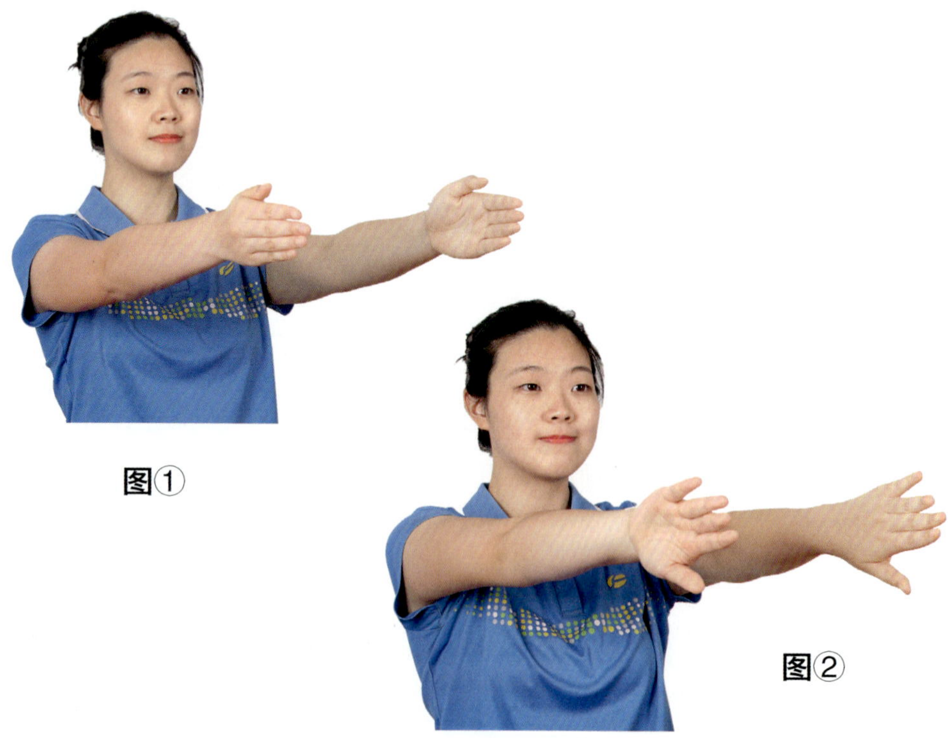

图①

图②

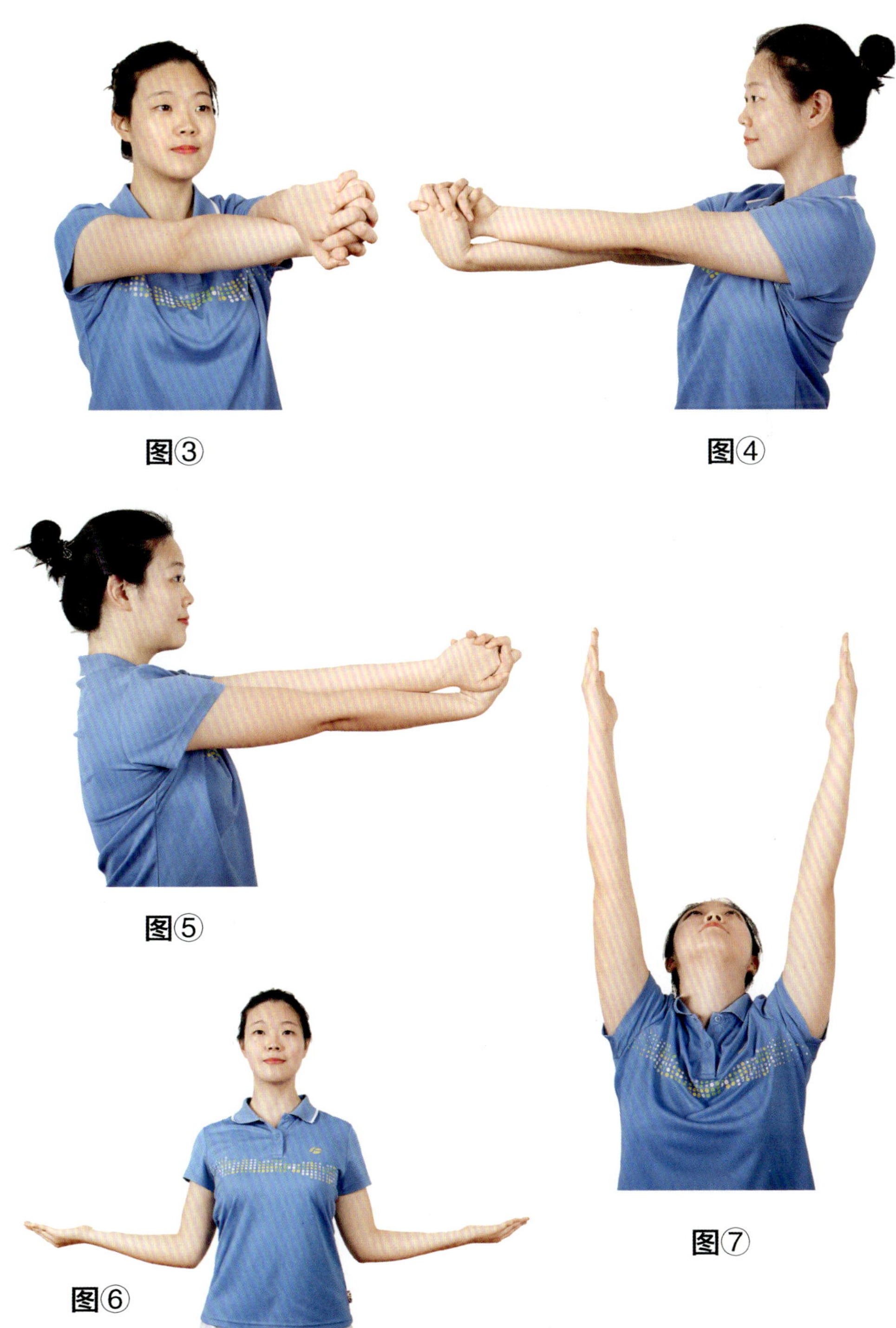
图③
图④
图⑤
图⑥
图⑦

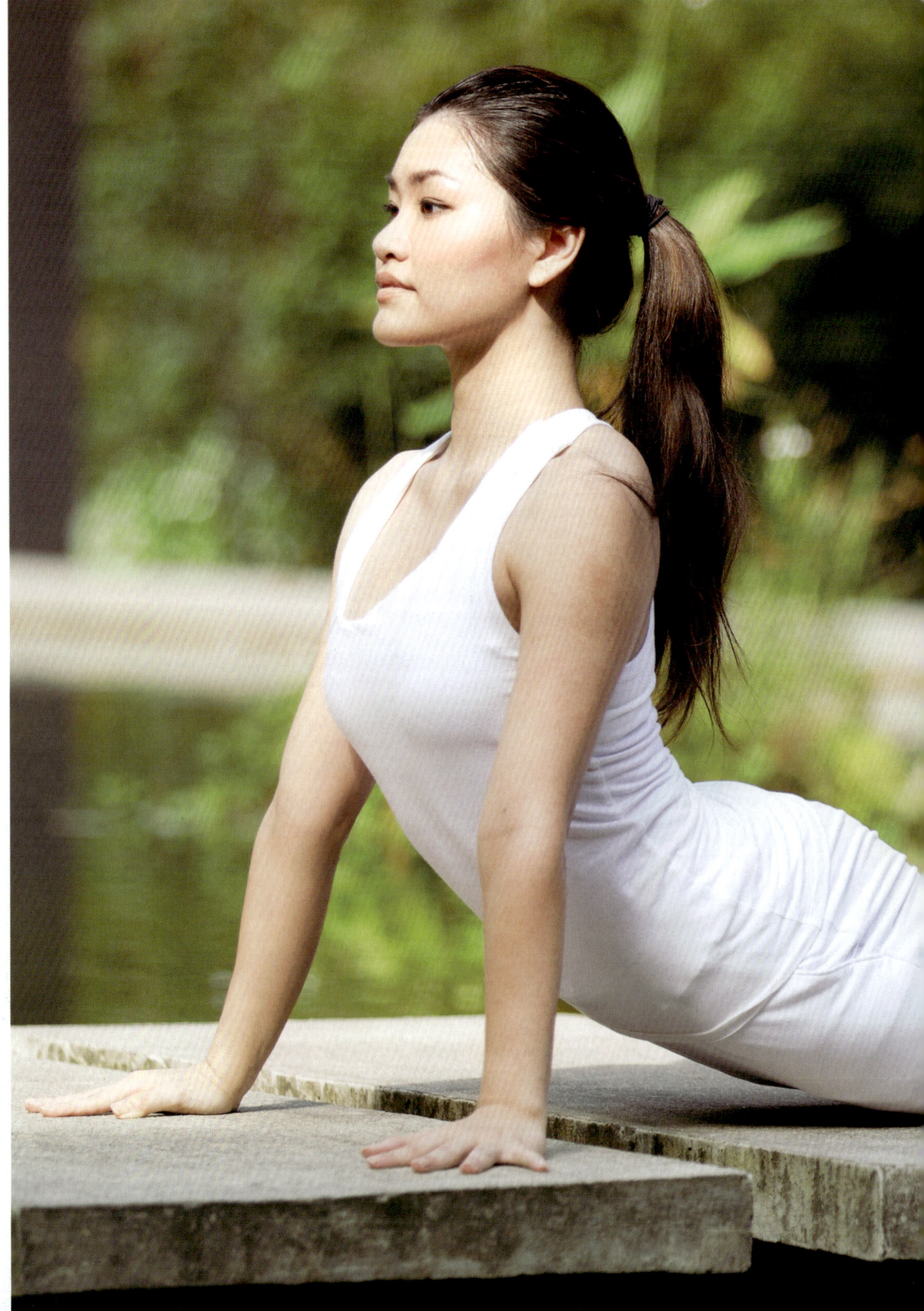

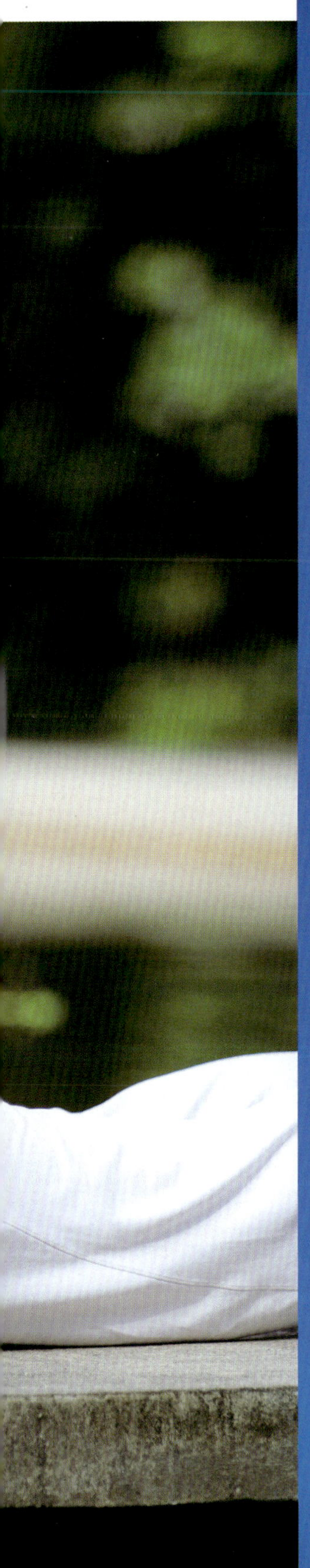

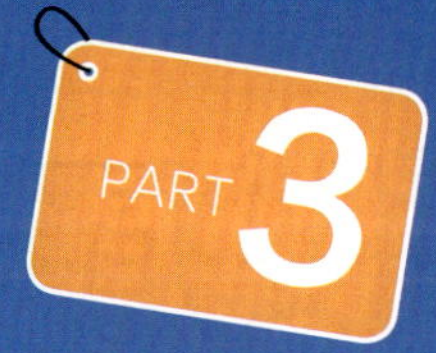

保护腰背，赶走久坐后遗症

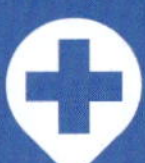

健康的腰背部有四个自然的曲度：颈曲、腰曲凸向前，胸曲、骶曲凸向后。正确的姿势能够维持这四个正常的生理曲度，而不正确的姿势则会导致腰背部肌肉的紧张而引起疼痛。在日常生活中，80%的人会有不同程度的腰背痛。保护腰背，刻不容缓。

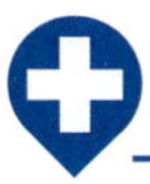

腰痛是怎么回事？

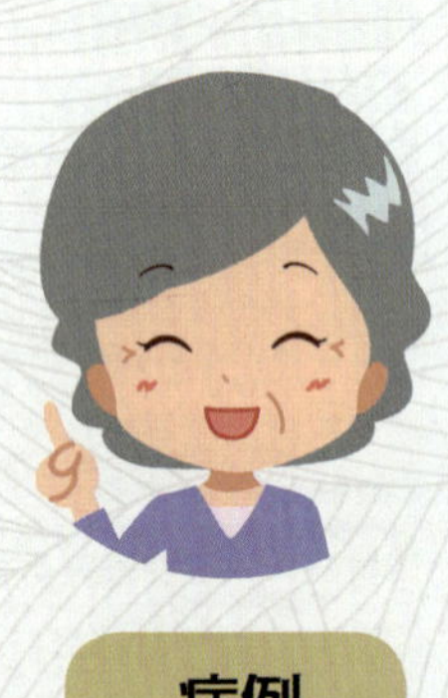

病例

孙先生今年42岁，是车床操作工人，工作时经常要弯腰，两年前因为劳累出现腰部疼痛，以酸痛为主。他在当地的医院门诊进行拔罐、推拿治疗，贴些药膏，疼痛有所缓解！之后稍感劳累，症状就会反复，阴雨天或者久站久坐也可导致病症复发。两个月前，他因为劳累，又一次出现腰痛，本以为卧床休息后就会好转，没想到情况逐渐恶化，疼痛加剧，坐也不是，站也不是，更不能弯腰干活，睡觉时翻身也很困难，且越来越严重，试过很多方法都无法缓解症状。最后来医院找我治疗。

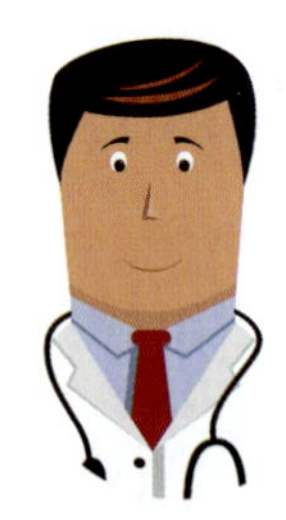

许教授解答

腰痛是指腰部一侧或双侧疼痛，是一种常见症状，据统计，大约有80%的成年人一生中都有腰痛的经历，发病率仅次于感冒。腰部是人体用力最多的部位，为人体提供支持并保护脊柱，长期久坐而缺少运动，长时间维持一个体位或姿势太久，都容易造成腰痛。腰痛是一个症状，不是一个独立的疾病，因此，对于腰痛还要分析病因，查清是哪种病引起的。引起腰痛的原因是多方面的，出现持续且不明原因的腰痛不要掉以轻心，应尽快到医院确诊，避免某些严重疾病的发展。

·腰痛的病因有哪些？·

其实引起腰疼的原因很多，作为一个专业的骨科平台，今天我们就只谈谈骨科范畴里的腰疼。腰部主要由肌肉、韧带、腰椎骨、椎间盘腰椎神经组织组成，每种组织均可得劳损退变、炎症感染、肿瘤侵犯，而每类疾病又细分很多种。腰痛除了骨伤病外，还有可能和泌尿科、妇科、普外科等有关。常见的病因可概括为以下三大类。

√ 肌肉、韧带等其周围软组织的疾患所引起。如挫伤、扭伤，长期劳损所引起的局部伤、出血、水肿、粘连和肌肉痉挛等。

√ 腰椎退行性改变。包括腰椎间盘突出症、继发性腰椎管狭窄症、腰椎滑脱、腰椎退行性骨关节病、下腰椎失稳症等。

√ 由内脏器官或邻近组织的疾患所引起。如泌尿系统的结石、肾盂肾炎、肿瘤侵蚀脊柱、慢性胰腺炎、妇产科的子宫体炎、附件炎、盆腔炎等。

·哪些人容易腰痛·

1 受寒者

腰部特别怕冷，如果受寒气侵袭，腰背部的肌肉容易痉挛，小血管收缩，使得局部血液循环减少，经脉闭束，经络受阻而见腰痛。

2 久坐者

有研究表明，人体在坐位时前倾 20°，腰椎间盘内的压力最大。长时间维持同一个姿势，腰椎大多处于屈曲状态，会导致背部肌肉、筋膜、韧带的过度牵拉。长期牵拉则筋脉经络易受损，从而失养导致腰痛，如腰肌劳损、腰背肌筋膜炎、腰椎第三横突综合征等。

3 腰椎退变者

所谓腰椎退变，即随着年龄的增大，腰椎老化、退化，人体的腰椎逐渐出现椎间盘弹性下降、维持腰椎稳定的韧带松弛，腰椎的稳定性下降，进而出现微小位移，最后出现腰椎骨质增生、腰椎管狭窄、腰椎间盘突出等改变。这些改变可压迫和刺激硬膜囊和脊神经，出现腰腿疼痛、麻木或肌肉无力。

4 外伤者

正常的腰椎间富有弹性和韧性，具有强大的抗压能力，可承担 450 千克的压力而毫发无伤。但如果突然受力或在缺乏运动后突然用力，很容易突破它的承受极限，引发腰扭伤。如跌扑、闪挫、扭伤等，可因血脉受损、瘀血阻滞、经络不通，而出现腰痛。

5 肥胖者

肥胖的人群，肚子上一堆肥肉，相当于在脊椎上挂了一大袋米，把你的上半身向前向下拉。当然我们走路抬头挺胸，颈椎和胸椎能够回到原来的位置，但是由于肚子上那团肉，你的骨盆位置依旧是趋于向前向下，腰椎过度前曲并且失去支撑，超出正常负荷，时间一长就腰痛。

6 产妇

很多女性在生完孩子后都会出现腰痛的毛病，这就是所谓的“月子病”，不一定是没坐好月子落下的毛病。其实，产妇出现腰痛的原因很多，比如孕育、生产都会损伤肾气，体内激素水平的变化造成腰椎和骨盆的韧带松弛，使腰部肌肉负担增加；同时产妇长时间怀抱婴儿坐姿哺乳也是产生腰痛的一个重要原因。

腰痛影像检查

1 DR片

显示腰椎生理弯曲变直，前曲减少、消失或后曲，患椎间隙前后等宽，后宽前窄或前后径均变窄，椎体后缘唇样增生等。

2 MRI片

对诊断椎间盘突出有重要意义。通过不同层面的矢状像及所累及椎间盘，可以观察病变椎间盘突出形态及其与脊髓、神经的关系。

3 CT片

直接征象为向椎管内呈丘状突起的椎间盘阴影，或为软组织肿块影，硬膜囊受压变形或移位，判断椎间盘的“膨出”“突出”“脱出”“游离”。继发征象如黄韧带肥厚、椎体后缘骨质增生、小关节增生、侧隐窝狭窄、椎板增厚、中央椎管狭窄等。

腰痛常见中医分型

1 气血瘀滞

腰痛以刺痛为主，痛有定处，腰部僵硬，俯仰活动艰难，痛处拒按，有腰部外伤史，舌质暗紫，或有瘀斑，舌苔薄白或薄黄，脉沉涩或脉弦。

2 寒湿痹阻

腰部以冷痛为主，有沉重感，转侧不利，痛有定处，虽静卧亦不减或加重，日轻夜重，遇寒痛增，得热则减，舌质胖淡，苔白腻，脉弦紧、弦缓或沉紧。

3 肝肾亏虚

腰痛缠绵日久，反复发作，乏力、不耐劳，劳则加重，卧则减轻。阴虚为主见心烦失眠、口苦咽干、舌红少津、脉弦细数；阳虚为主见四肢不温、形寒畏冷、筋脉拘挛、舌质淡胖、脉沉细无力。

4 气血亏虚

腰部外伤日久或平素劳累，腰背疼痛无力，不能久立久行，下肢疼痛麻木，乏力，舌淡暗，脉弦细弱。

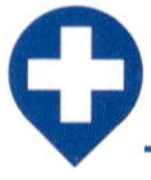

腰痛的误区

·误区一：腰痛就是肾虚·

肾为“腰之府”，肾气虚时可以引起腰部不适等诸症。而人们传统的思想认为房事过度是最容易引起肾虚，故腰痛时，有些人会认为是性生活过度。其实这种腰痛很可能是腰椎间盘突出和腰肌劳损，从中医的角度看，瘀血体质、湿热体质、风寒都能引发腰酸腰痛，不一定是肾虚造成的。

·误区二：腰痛只用止痛药，不痛就停药·

有的人腰痛发作时，注意力只集中在疼痛上，着重选择止痛药。殊不知，止痛药只能缓解或控制腰痛，会掩盖其他症状。平时正确用腰、保护腰才是维持腰部健康的根本。另外有的人用了一段时间药，症状基本控制住后，就喜滋滋地随即停药。其实这时，病灶处的炎症只是控制了一部分，尚不稳定，停药后，病情会马上或者反复发作。

·误区三：腰椎间盘突出等于腰椎间盘突出症·

腰椎间盘突出不等于腰椎间盘突出症，这是我们需要明确的一个概念。腰椎间盘突出只是一种影像学描述，有的病人体检而进行腰椎 MRI 检查，因报告单常常出现“腰椎退行性改变”“椎间盘膨出”“椎间盘突出”等字样而过分紧张。《新英格兰医学杂志》中有一篇论文研究对 98 位没有腰腿痛症状的人进行 MRI 检查，结果发现2/3的人有“影像学上的腰椎间盘突出”。这种影像学上的“腰椎间盘突出”并不能诊断为“腰椎间盘突出症”，所以不要过分担心。

·误区四：一腰痛就按摩·

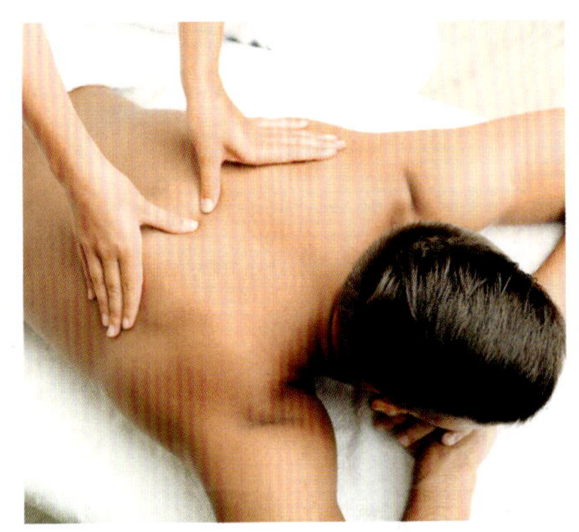

腰痛时，人们习惯于借助按摩来舒缓疼痛。确实，按摩能起到缓解作用，但不能除根治本，而且腰部和颈部一样不能轻易按摩，有不少腰痛患者俯卧着，由他人踩背来舒松筋骨，结果被暴力导致小关节紊乱、急性腰椎间盘突出症等。因此，必须选择对腰椎有相当认识的专业医师来治疗腰痛。

·误区五：腰椎出问题不敢动·

人体的筋肉就好比骨头的保镖，支撑并保护着骨头。如因腰痛而不活动，时间一长，筋肉组织状况就会越来越差，最终恶性循环，导致骨头更受伤。因此，在医生指导下进行适当的锻炼是必要的。

·误区六：腰围佩戴时间越长越好·

腰围的作用是帮助支持脊柱，避免腰部活动，使腰部软组织得到休息。但是长期使用腰围，腰肌就会萎缩，一旦去掉腰围，腰椎就会失去稳定性而加重腰肌负担，腰痛症状就难以消除。一般认为随着腰痛的改善，应逐步减少使用腰围时间直至舍弃。

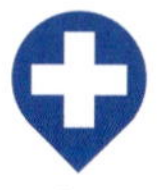

如何预防**腰痛**

腰痛的发生与日常生活息息相关，要留心生活的细节，找到问题根源，有针对性地调整自己的日常生活习惯，腰椎疾病就会远离。养成良好的生活习惯，做到坐好、动好、睡好、站好、保暖。

· 坐好 ·

坐着的时候应该保持正确的姿势，腰部平直，胸部挺起。不要久坐，应该在坐一段时间后站起来舒缓一下筋骨，以缓解腰背肌肉疲劳。

· 动好 ·

适当的体育锻炼和体力劳动可以强身健体，滑利关节，比如太极拳、八段锦等。动起来，动能生阳，阳气足，则血活，腰腿疼痛可以减轻或消除。

· 睡好 ·

睡觉的时候尽量让头部保持自然后仰，让全身的肌肉和韧带以及关节囊都获得充分的放松和休息。床垫不宜过软或过硬，挑选床垫的时候一定要亲自躺上去试一试。

· 站好 ·

恰当的体位和姿势，和体位的适时变换，能使腰椎生理曲度正常。站立时间长的工作人员，应该适当地做后仰后伸的动作以及双臂上伸运动，这样既能延长腰肌的耐力，也能够缓解腰部疲劳感。

· 保暖 ·

另外还要注意腰部的保暖，要根据季节变化，适时增减衣服，要及时更换被淋湿或汗湿的衣服。居处环境要保持干燥，避免腰部受风寒湿邪等侵袭。

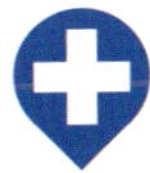

腰部保健食疗

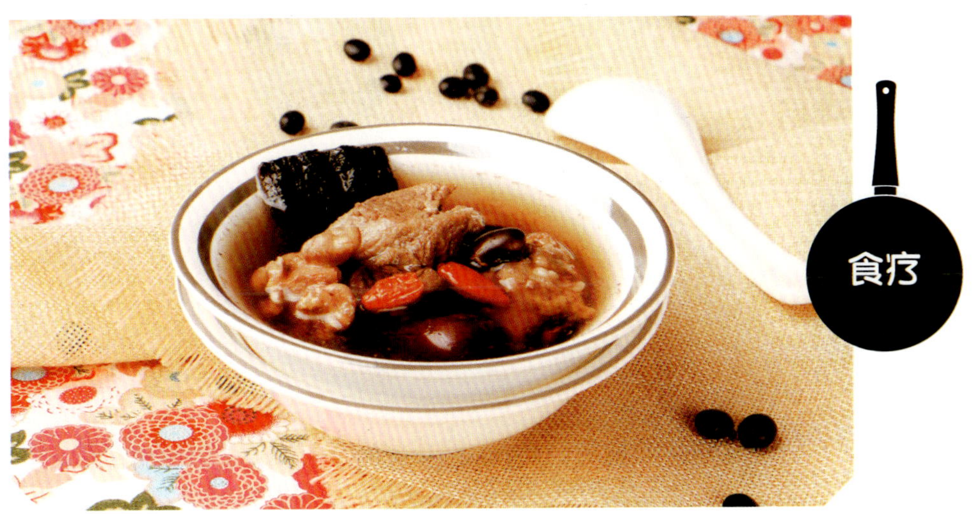

杜仲枸杞骨头汤

材料： 杜仲10克，枸杞10克，核桃仁20克，水发黑豆20克，红枣10克，筒骨200克。

调料： 盐适量。

做法：

①砂锅中注入清水烧开，倒入筒骨，汆煮片刻，捞出沥干。

②砂锅中注入清水，倒入筒骨，放入红枣、杜仲、黑豆、核桃仁，搅拌均匀，煮100分钟。

③倒入枸杞，小火续煮20分钟，加入适量盐，搅匀调味即可。

益气补肾、壮腰助阳。适用于肝肾亏虚型腰痛患者。

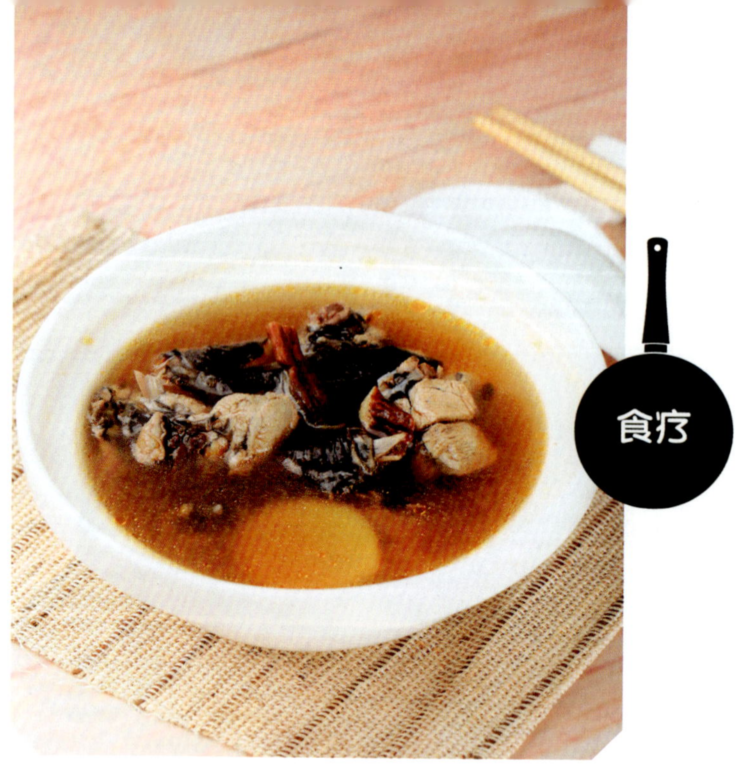

丹参三七炖鸡

材料：乌鸡 400 克，姜片 25 克，丹参 10 克，三七 8 克。

调料：盐 2 克，鸡粉 2 克，料酒 10 毫升。

做法：

①锅中注入清水烧开，倒入洗净的乌鸡块，搅拌均匀，汆去血水，捞出。

②砂锅中注入清水烧开，倒入乌鸡块，放入备好的药材，撒入姜片，拌匀，淋入适量料酒，烧开后用小火炖 1 小时。

③加入鸡粉、盐，拌匀调味即可。

活血化瘀、行气止痛。适用于气血瘀滞型腰痛患者。

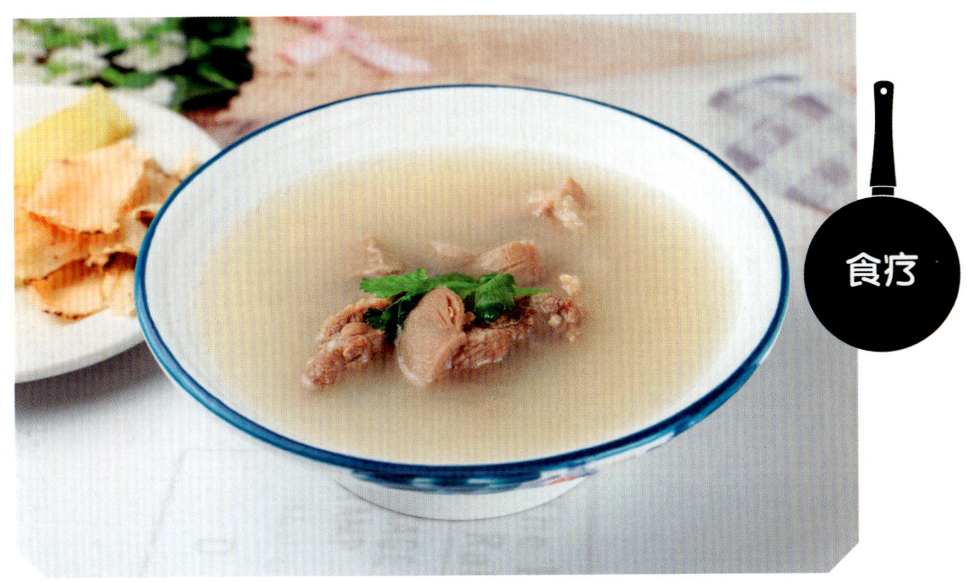

当归生姜羊肉汤

材料： 羊肉 400 克，当归 10 克，姜片 40 克。

调料： 料酒 8 毫升，盐 2 克，鸡粉 2 克。

做法：

①锅中注入清水烧开，倒入羊肉，搅拌均匀，加入少许料酒，煮沸，汆去血水，捞出沥干。

②砂锅注入清水烧开，倒入当归和姜片，放入羊肉，淋入料酒，搅拌均匀，小火炖 2 小时至羊肉软烂。

③放盐、鸡粉，拌匀调味，夹去当归和姜片，盛出煮好的汤料装盘即可。

温经散寒、活血定痛。适用于寒湿痹阻型腰痛患者。

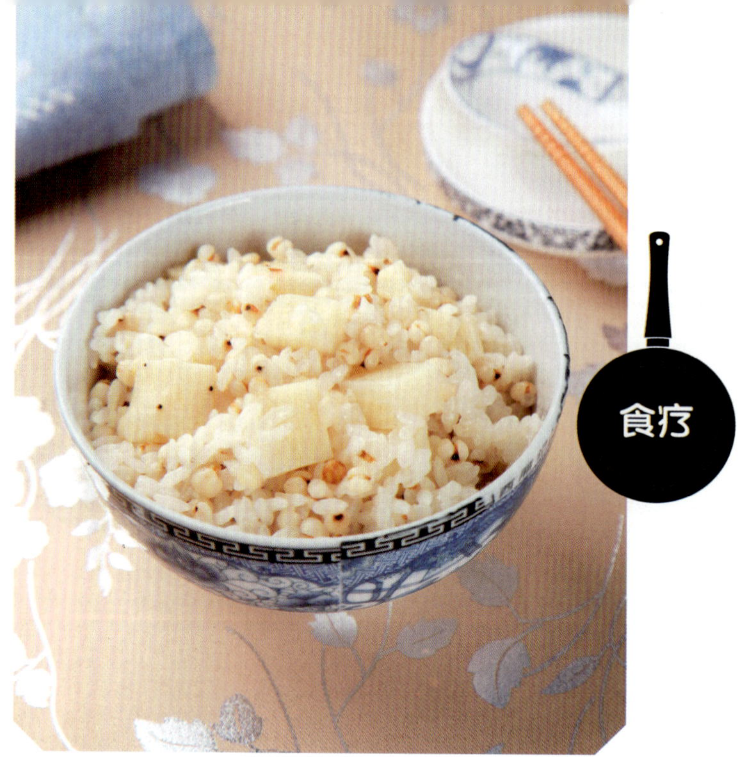

食疗

薏米山药饭

材料：水发大米 160 克，水发薏米 100 克，山药 160 克。

做法：

①将洗净去皮的山药切片，再切成条，改切成丁，备用。

②砂锅中注入适量清水烧开，倒入洗好的大米、薏米。

③放入切好的山药，拌匀，煮成饭。

④盛出煮好的饭，装入碗中即可。

健脾祛湿、补益肝肾。适用于肝肾亏虚、湿束体内所致的腰痛。

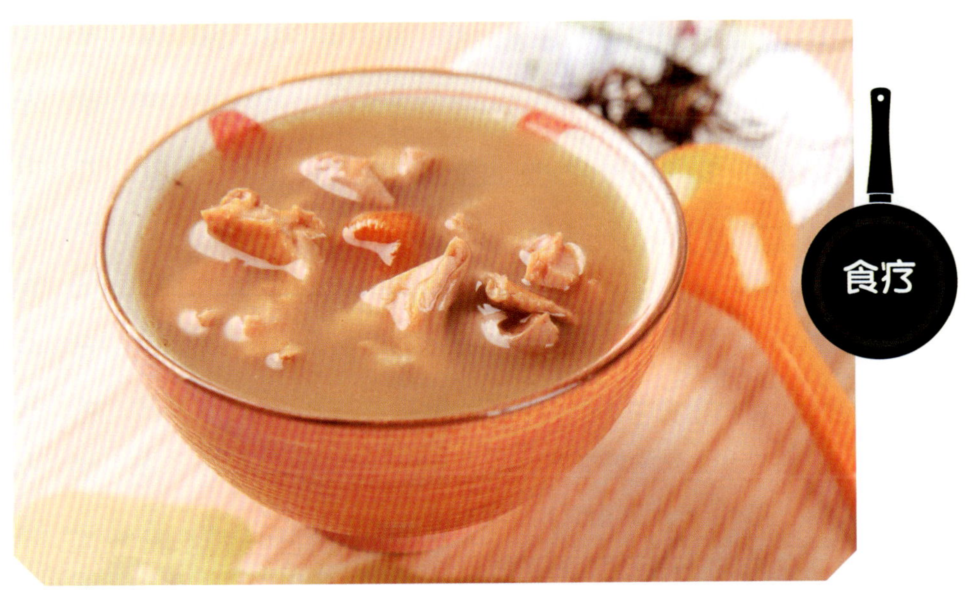

车前草猪肚汤

材料： 猪肚 200 克，水发薏米 35 克，水发赤小豆 35 克，车前草、蜜枣、姜片各少许。

调料： 盐、鸡粉各 2 克，料酒、胡椒粉各适量。

做法：

①锅中注入清水烧开，倒入洗净的猪肚，拌匀，去除异味，捞出沥干。

②把放凉的猪肚切去油脂，再切成粗丝，备用。

③砂锅中注入清水烧热，倒入猪肚，放入车前草、蜜枣、薏米、赤小豆，放入姜片，淋入少许料酒，烧开后用小火煮 2 小时。

④加入盐、鸡粉、胡椒粉，拌匀，拣出车前草即可。

清利湿热。适用于湿束体内所致的腰痛。

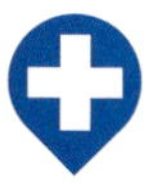

腰痛的 保健按摩方法

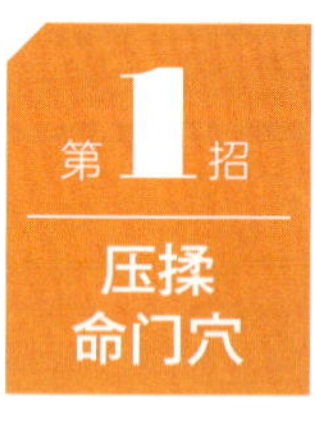

将拇指置于命门穴（腰部第二腰椎棘突下的凹陷处，与肚脐相对）上，先顺时针压揉，后逆时针按揉。

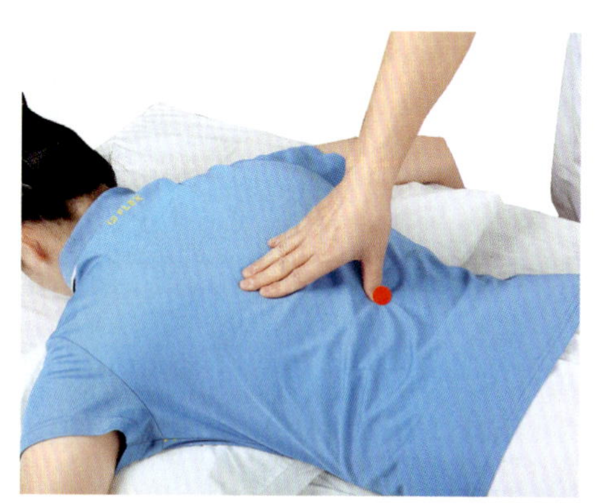

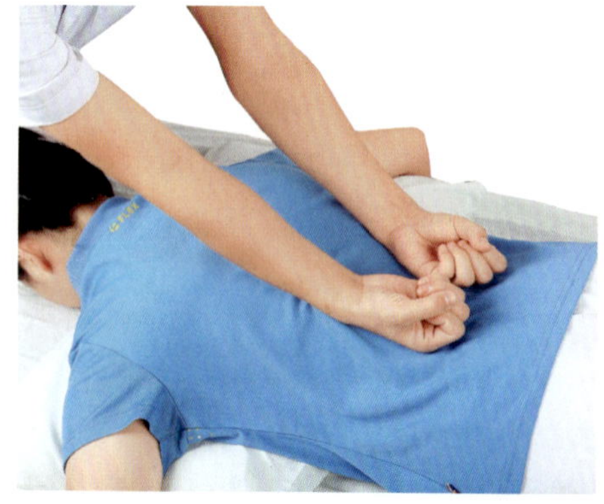

用双手背半握拳，用两拳的拳面（手心向外）轻叩肾俞穴（位于第二腰椎棘突下，旁开1.5寸处，与命门穴相平）。

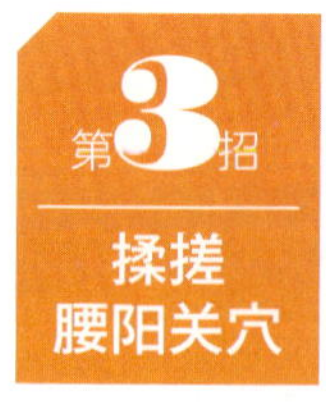

两手五指并拢，分别放在左右腰阳关穴（位于第四腰椎棘突下的凹陷处，约与髂脊相平），掌心向内，上下缓慢揉搓，至发热为止。

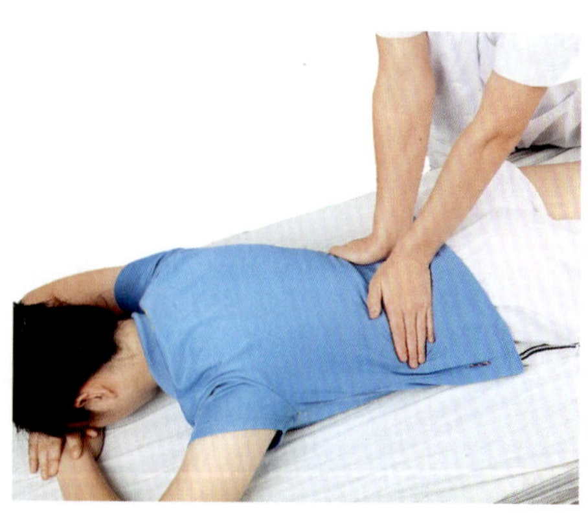

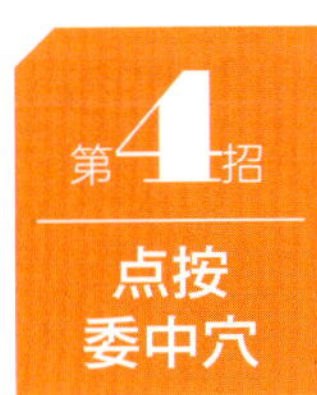

第4招 点按委中穴

取俯卧位，以两手拇指指尖分别点按两腿上的委中穴（膝关节后面腘窝横纹正中点处），点按1～2分钟，直到出现酸、麻、胀的感觉。

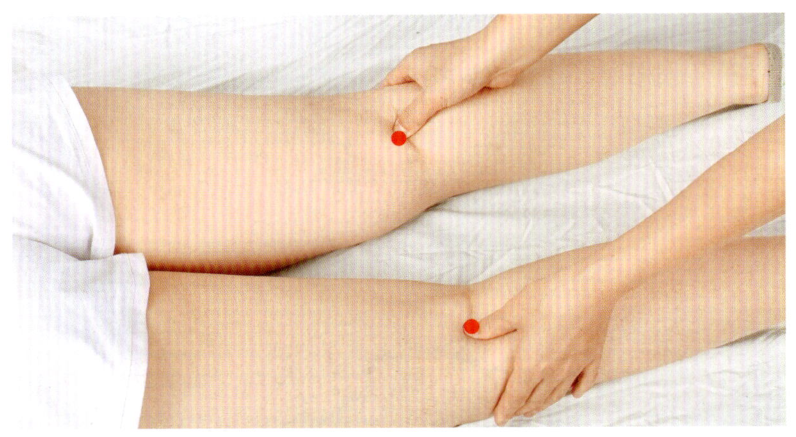

第5招 擦腰

两手对搓发热之后，以两手掌面紧贴腰部脊柱两侧，一上一下连续擦，至产生发热感。

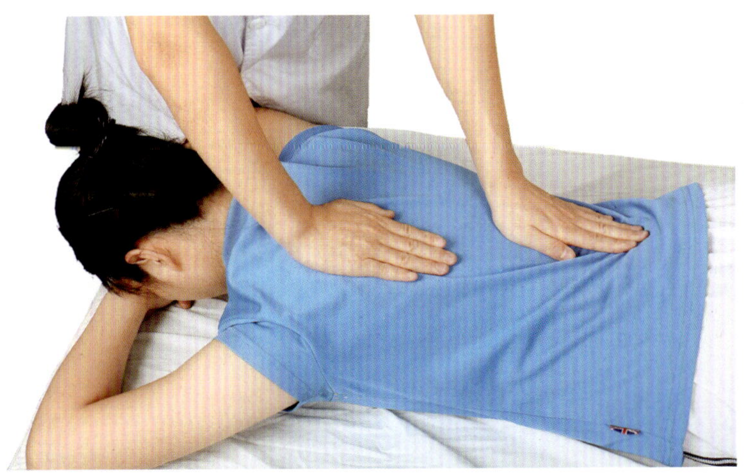

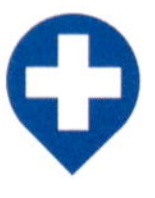

床上练走腰痛

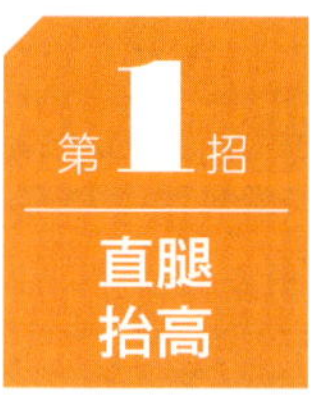

仰卧位，一腿屈曲或放松，患腿抬高 30°，膝盖绷直不打弯，脚踝尽力背伸，保持脚踝、膝盖、大腿成一直线，定住，待抬高的大腿有酸胀感后缓慢放下，两腿交替进行，重复进行 10 ~ 20 次。

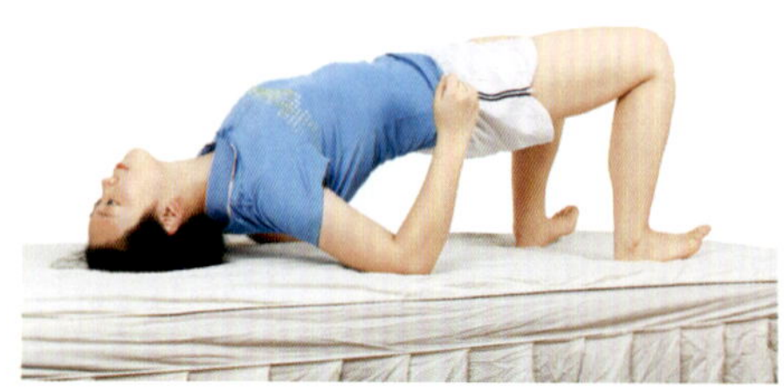

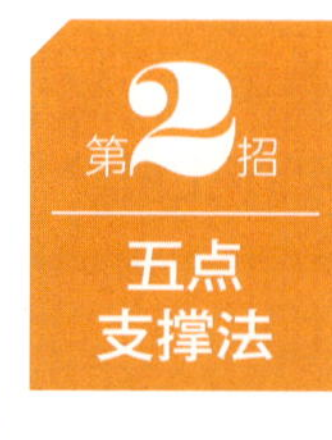

仰卧位，用头部以及双肘部、双足跟撑起腰臀部，背部腾空后伸，定住 5 秒后身体缓慢平卧，循环做 10 ~ 15 次。

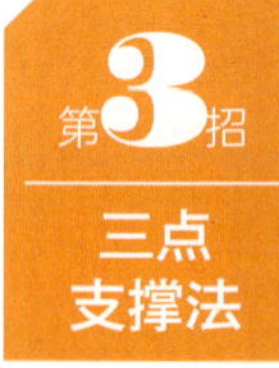

双臂自然摆放于胸前或身体两侧，用头部及双足跟撑起腰臀部，背部腾空后伸。定住 5 秒后身体缓慢平卧，循环做 10 ~ 15 次。

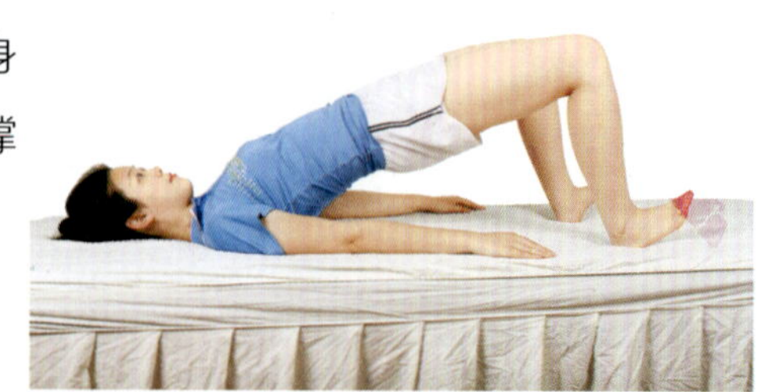

俯卧，头后仰，颈肩部及上肢后伸，下肢伸直抬起，腹部紧贴床面，躯干呈弧形，形似飞翔中的燕子，配合呼吸伸舒，循环 10 ~ 15 次。

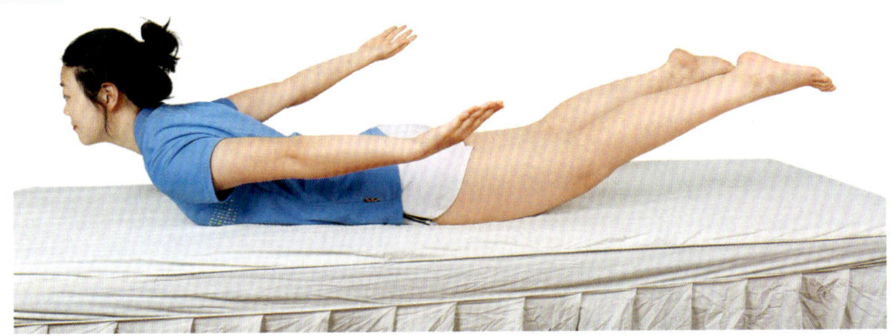

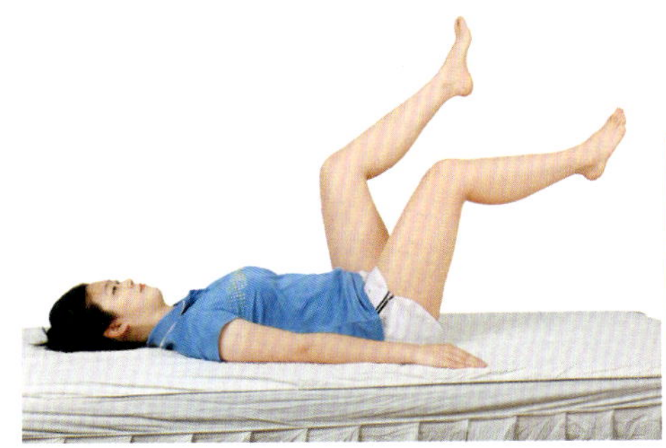

仰卧，双下肢抬起，做踩单车动作，注意频率不能太快，配合呼吸屈髋屈膝，可反复练习 5 ~ 10 分钟，微微出汗为宜。

俯卧位，施术者叠掌均匀用力按压腰部，患者头向后仰，双上肢笔直撑起，保持这个姿势 10 秒，然后再缓缓放下，重复 10 ~ 15 次。

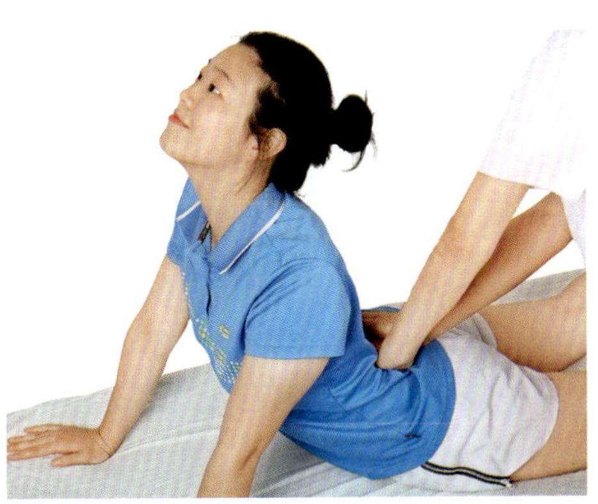

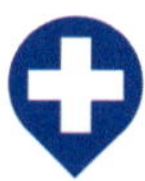

腰椎椎管狭窄症

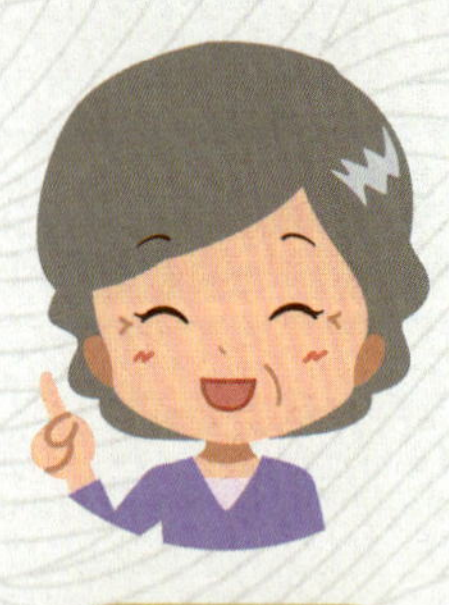

病例

张阿姨今年 58 岁，已经退休在家，平时也只是在家抱抱孙子，做做家务。本是共享天伦之乐的时候，但长时间的反复腰痛一直影响着她的生活。

最初的时候也就是腰部隐隐作痛，她觉得可能只是劳累了，再者认为老了总会出点小问题，也就没放在心上。随着时间的推移，张阿姨腰痛的症状逐渐加重，身体不能向前倾，一倾则疼痛加重，也不能走太远，站久了也会腰痛加重，天气变化的时候也会痛。

但张阿姨是个闲不下来的人，经常一有空就帮忙收拾房间，做做家务，帮家里人分担点事情，减轻孩子们的压力，而腰痛却一直伴随着，所以经常是忍痛做家务。一直到她实在是腰痛难忍了，才来门诊看病。医生详细了解了她的病史，给她做了一系列专科体格检查后，考虑腰椎椎管狭窄的可能性比较大，便让她做了腰部 CT 检查，结果提示：L4/5 椎管狭窄症。这个诊断让张阿姨伤心不已，毕竟之前自己的身体都好好的，想到长时间受腰痛折磨，不禁面色沉重。

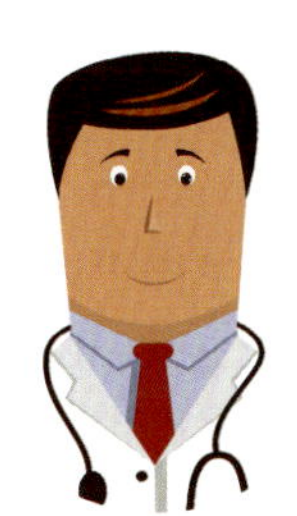

许教授解答

腰椎椎管狭窄症指的是由于原发或者继发因素造成腰椎椎管结构异常，椎管腔内变窄，以出现间歇性跛行为主要特征的腰部疼痛疾病。根据张阿姨的病史，大致可以断定她是腰椎椎管狭窄症，拍了 CT 确诊为腰椎椎管狭窄症。张阿姨如果能够早点过来就诊，完全可以避免现在这样严重的腰痛。

腰椎椎管狭窄症的发生大多跟患者的生活方式有密切的联系，像张阿姨这样有长时间的腰痛史，但一直没当回事，仅凭自己的意志去克服，没有改正自己的不良生活姿势，使疾病得到进一步的发展。另一方面，考虑到张阿姨的年龄，女性过了 50 岁会有比较大的骨质疏松的可能性，操劳过度会加重腰部的负担，进一步影响腰椎关节的稳定性，使腰痛的症状更明显。

·腰椎椎管狭窄症有哪些症状？·

1 腰腿痛

患者一般首先出现反复腰痛症状，疼痛感有时会放射到大腿。继而出现反复腿疼症状，多为双侧疼痛或者左右交替疼痛。有的症状类似于腰椎间盘突出症，脊柱腰段生理性前曲或侧曲，但是大多比较轻。通常腰腿痛多因站立或行走而加重，卧床而减轻或缓解。

2 间歇性跛行

间歇性跛行是本病的一大主要特征，很多腰椎椎管狭窄症患者会出现间歇性跛行的症状，即当长时间站立或行走时，逐渐出现腰酸痛、腿痛或麻木、无力、抽筋，症状加重以致不能继续行走。休息几分钟后上述症状消失，若继续行走则出现同样的症状，病情严重者会出现尿急、排尿困难、马鞍区麻木、肢体感觉减退等。此种跛行症状的出现与椎管内血管受压、神经缺血有关，也被称为“马尾间歇性跛行”。

·腰椎椎管狭窄症的运动疗法·

第1招
抱膝坐起

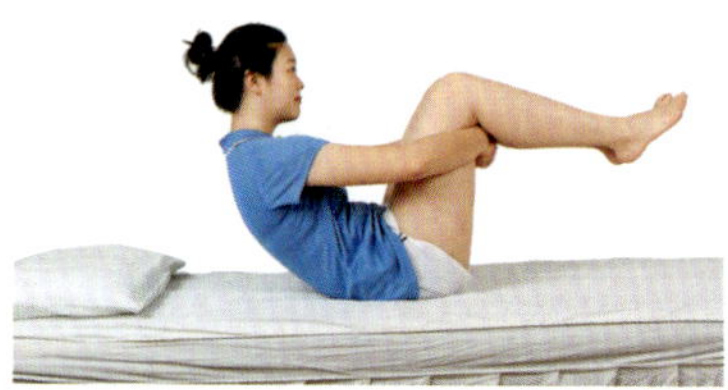

仰卧，双脚抬高，双手扣于腘窝，腹部用力使身体坐起来，似仰卧起坐但又不同。

第2招
弯腰触足

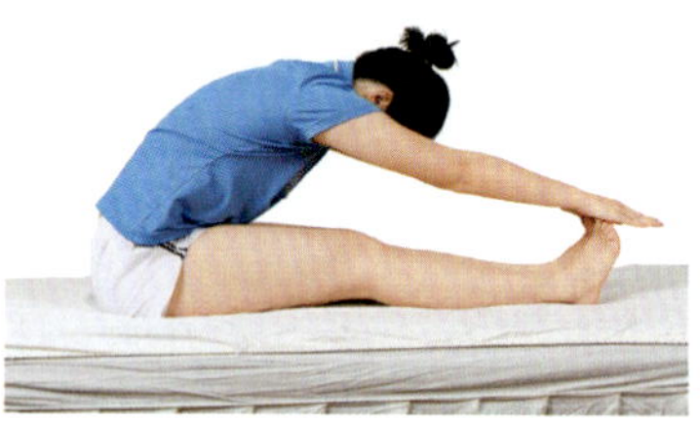

坐位姿势，双腿伸直，然后双臂向前，上身前屈使双手慢慢靠近足部并尽量前伸，保持此姿势几秒后，恢复上身直立。

第3招
抱头压腿

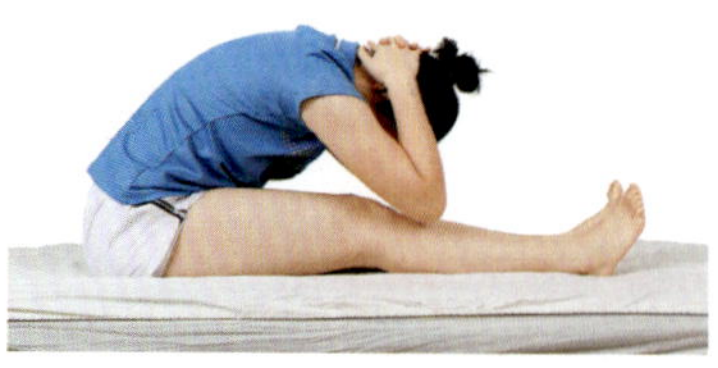

坐位姿势，双腿伸直，双手交叉置于脑后，然后上身前屈使头部尽量靠近膝盖，一压一起为一组。

上述幅度可由小到大，动作宜缓慢，以做完锻炼后舒服为度。尤其是老年人，应根据自身条件量力而行，随时调整量和度，毕竟让身体解压、舒服才是普通人运动的终极目的，应掌握度（包括力度、速度、幅度），以不受伤、不勉强为原则。

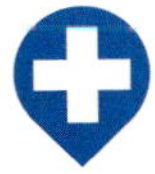

腰肌劳损

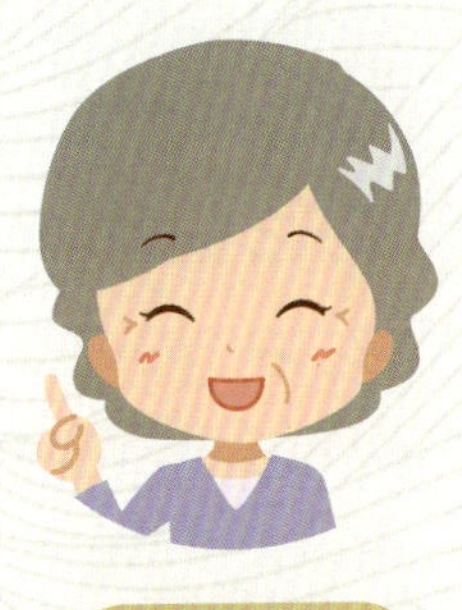

病例

雷先生今年 29 岁，三年前因为扭伤出现腰部疼痛，以酸痛为主。他在当地的医院门诊进行拔罐、推拿治疗，疼痛有所缓解。之后稍感劳累症状就会反复，阴雨天或者久站久坐也可导致病症复发。两天前，他因为劳累，又一次出现腰痛。本以为卧床休息后就会好转，没想到情况逐渐恶化，疼痛加剧，他只能靠别人搀扶才能勉强行走，睡觉时翻身也很困难。在医院做了 X 线片检查，X 线片显示他的腰椎骨质并没有明显的异常。所以初步诊断为慢性腰肌劳损急性发作。

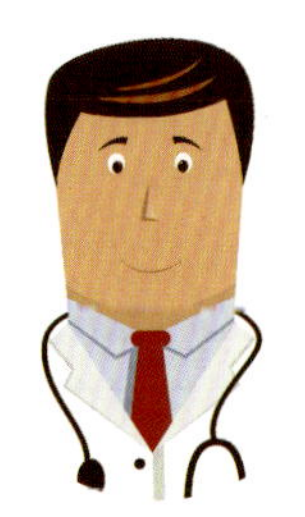

许教授解答

腰肌劳损是指腰部肌肉、筋膜与韧带等软组织的慢性损伤，由于生活方式的改变，腰肌劳损在人群中发生率高，又被称为功能性腰痛、慢性下腰劳损等。雷先生的腰部因为劳损、风寒等外因导致腰部肌肉和韧带产生病变，日久失治形成粘连瘢痕组织，或纤维化及痉挛。雷先生没有及时进行正确的治疗，疾病的迁延让他的腰部软组织的肌力和柔软度减弱，不能满足日常生活工作需要或者局部的慢性炎症释放出致痛的化学物质，刺激附近神经，而产生剧烈的疼痛。

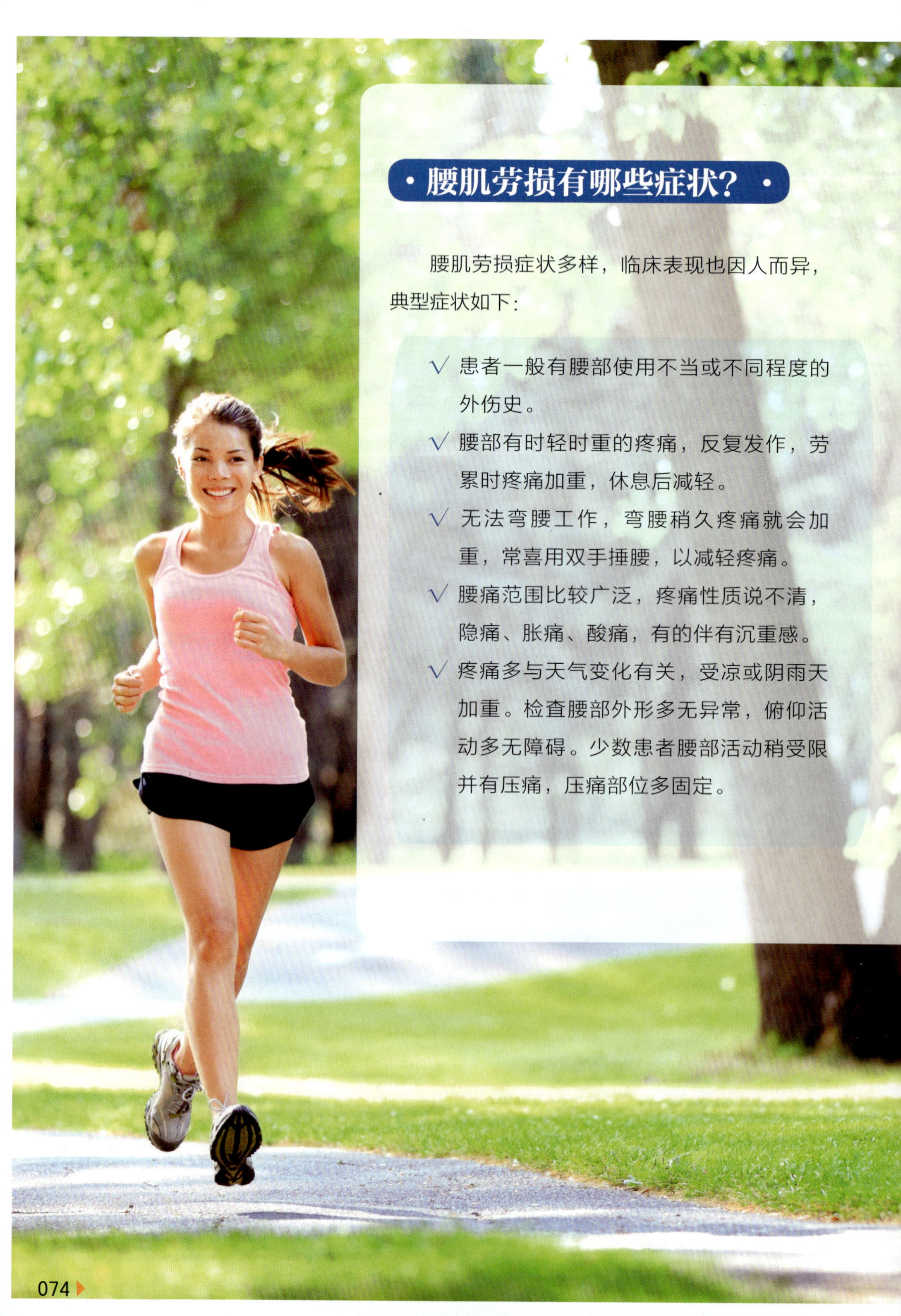

·腰肌劳损有哪些症状？·

腰肌劳损症状多样，临床表现也因人而异，典型症状如下：

√ 患者一般有腰部使用不当或不同程度的外伤史。

√ 腰部有时轻时重的疼痛，反复发作，劳累时疼痛加重，休息后减轻。

√ 无法弯腰工作，弯腰稍久疼痛就会加重，常喜用双手捶腰，以减轻疼痛。

√ 腰痛范围比较广泛，疼痛性质说不清，隐痛、胀痛、酸痛，有的伴有沉重感。

√ 疼痛多与天气变化有关，受凉或阴雨天加重。检查腰部外形多无异常，俯仰活动多无障碍。少数患者腰部活动稍受限并有压痛，压痛部位多固定。

·腰肌劳损的合理运动·

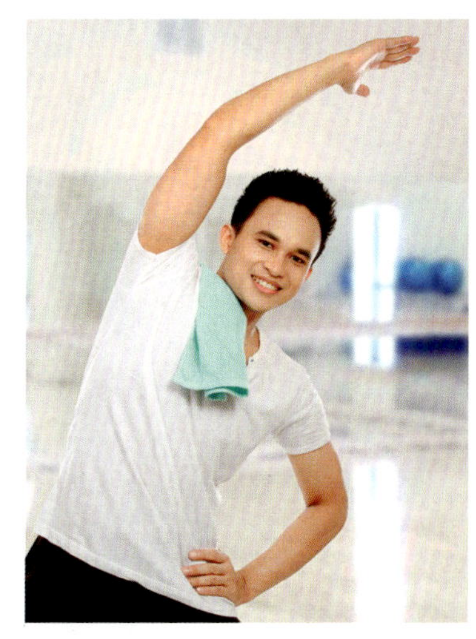

腰肌劳损的发病和腰椎的"不适当运动、不正确保养"有密切关系。长期不恰当运动和不良姿势，可使腰部肌肉和筋膜等组织产生退化，日久导致腰部肌肉萎缩，肌力下降，腰部的活动能力下降，不耐劳和保护、替代功能减弱，从而使得腰部组织承受过多的力，腰肌损伤而发病。

在治疗局部病变的同时，可以适当进行合理、科学、循序渐进的运动，实现肌力的提升，并且有针对性地进行相反运动，达到腰椎周围肌力的平衡，为巩固疗效和预防发作提供保障。腰背肌功能训练可使肌肉产生最大张力和代谢率，有助于恢复肌肉的体积和力量，增强与脊柱相关的肌肉、韧带的协调性，纠正小关节紊乱，减少结缔组织增生，改善关节活动范围，从而改善脊柱的稳定性。

通过合理的运动，伸展躯干部的软组织，强化腹肌、腰背肌等的力量，可以消除软组织的萎缩、改善不良姿势，并且扩大躯干的活动范围、矫正肌力不均衡，提高身体运动的协调平衡。针对性的肌力训练能够促进神经运动的相互联系以及肌肉骨骼的完整性，加强连接组织及肌腱附着处骨质的强度，增加血流量，增强缺氧耐受能力，可以有效改善腰肌劳损、腰椎间盘突出症等腰椎疾病的症状。

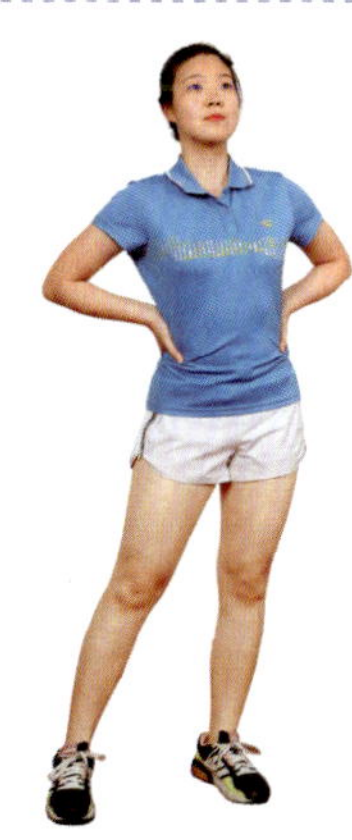

站立位，双脚分开与肩齐宽，双手撑腰，拇指在前，其余四指在后，中指按在腰眼部，臀部从左至右旋转，左右方向相反重复相同动作，重复 15 ~ 20 次。

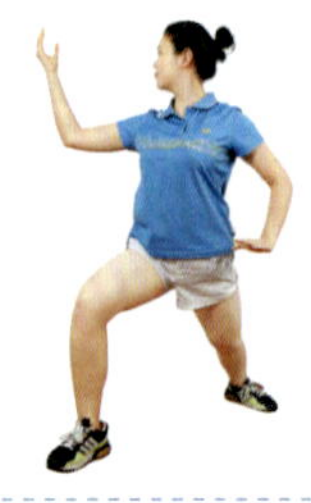

站立位，双脚打开比肩宽，先做左侧云手，上半身顺势向左后方旋转，视线对齐左手掌方向，保持数秒后收回，接着向右侧，重复同样相对动作，可连续做 10 ~ 20 次。

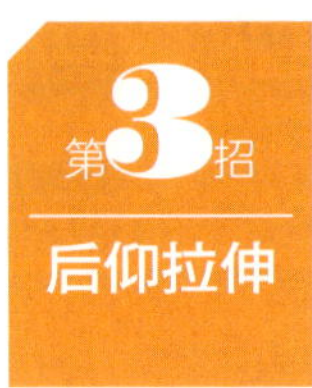

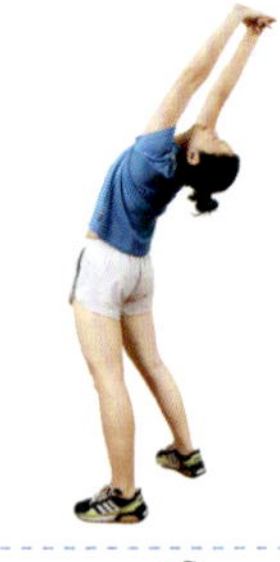

站立，双脚打开比肩宽，双手手心向上，手指交叉于下腹部，以肩关节为轴，双手交叉由下垂逐渐抬高至头顶，慢慢翻转使双掌面向上。呼气，并向后上方逐渐拉伸双臂、胸廓，使身体背伸成弓状至极限，可连续做 10 ~ 20 次。

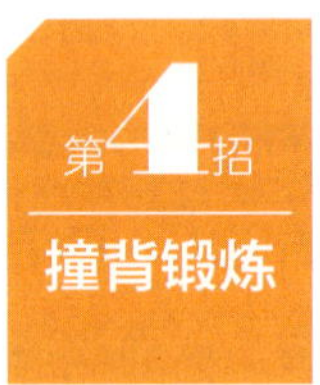

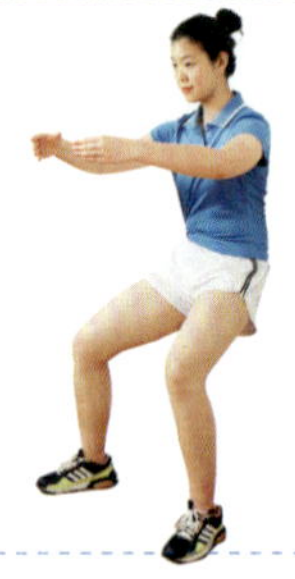

背向平坦墙面或树干，相距 10 ~ 15 厘米，身体下沉，半蹲，逐渐后靠，撞击时上身适当前倾，用腰背部撞击墙面，用力适当，不能太重，借助反弹力使身体回复，注意运用时要掌握时间和强度。

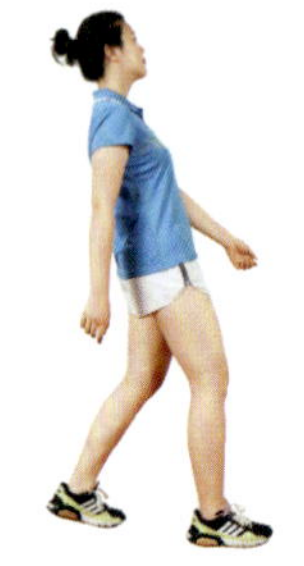

倒走对于腰肌劳损来说是一种有益的康复方式，应当采用合理、科学以及安全的方式。倒走时最好选择较为平坦的地面进行，以防止跌倒。倒走时人体的重心垂线也随之后移到脚跟，能够使得腰背部肌肉得到锻炼，同时促进腰背部血液循环，缓解局部疼痛。

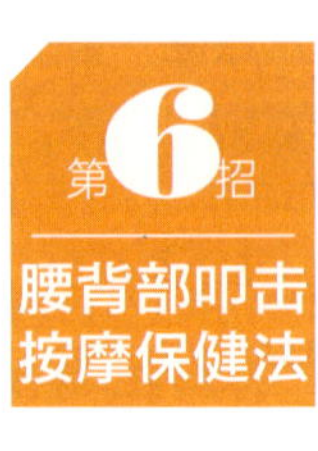

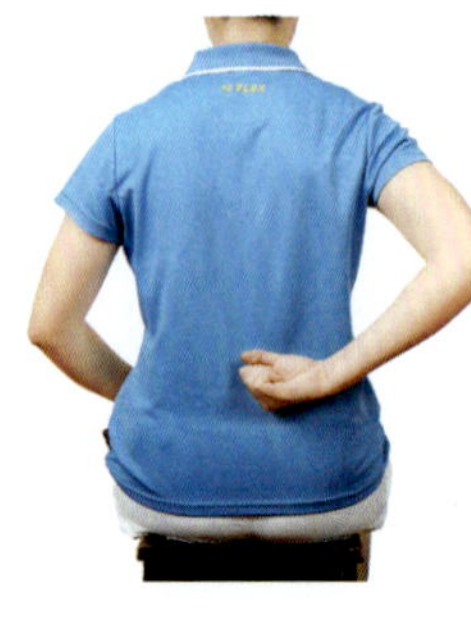

采用端坐位，全身放松，用右手握空拳，用右拳在右侧腰部自上而下叩击，注意动作的轻柔和缓，待腰部微微发热或发红，再用右手掌自上而下轻缓按摩或揉搓 3 ~ 5 分钟，同样可用左手叩击左侧腰部。加用热水袋外敷，效果更好。

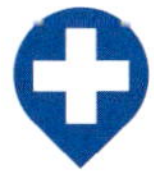

第三腰椎横突综合征

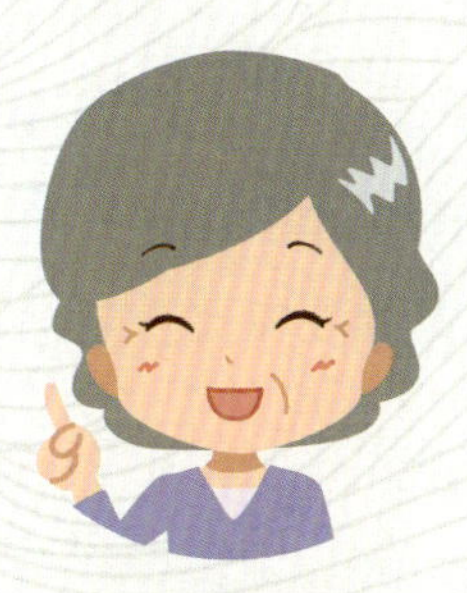

病例

谢先生三年前因为受凉而出现了腰部疼痛症状，在当地门诊进行推拿和拔火罐等治疗，疼痛症状有所缓解，只是阴雨天或者做一些比较劳累的体力活后症状会反复。几天前，他再次因为着凉受累而出现腰痛现象，睡觉时翻个身都觉得很困难。X线片显示他的第三腰椎横突过长，右侧向后倾斜，根据病史和X线片辅助检查，初步诊断为第三腰椎横突综合征。

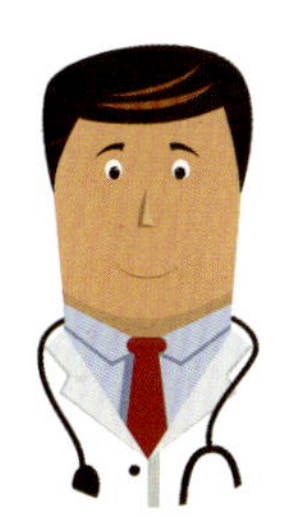

许教授解答

给谢先生做了针刀松筋治疗和卧位手法整脊，之后让他内服补肾强筋胶囊补益肝肾、西乐葆消炎止痛，并配合外用双柏散解热止痛。经过这一系列的治疗，谢先生的腰部疼痛感减轻，腰部的活动度也有所改善。在治疗过程中一定要多卧床休息，更要注意腰部的保暖，否则将会影响治疗效果。

第三腰椎横突综合征是指第三腰椎横突局部肌肉、筋膜急慢性损伤，刺激脊神经后支所出现的以腰臀腿痛为主要症状的临床综合征。它是腰痛疾病中最常见的病症之一，属中医的伤筋范畴。第三腰椎横突综合征属于急慢性腰部损伤的一部分，除横突局部的经筋损伤，还影响局部的纵向、横向经脉，所以腰臀腿痛症状繁杂。

·第三腰椎横突综合征的特点·

多发于从事体力劳动的青壮年，男性比女性更容易患此病，在发病之前就有不同程度的腰部外伤史。

1 腰部疼痛

疼痛程度因人而异，有的人感觉到持续性钝痛，有的人则是剧痛。这种疼痛感会在早晨起床后或者久站久坐后加重，弯腰的时候疼痛多呈持续性加重。

2 牵扯痛

本病通常有明显的牵扯性疼痛，腰痛可牵扯至臀部、大腿后外侧，有时可沿大腿放射到小腿外侧，还有部分病人的疼痛可波及股后、膝下、内收肌及下腹部，一般没有间歇性跛行。

3 功能活动受限

慢性患者多无功能活动受限，在腰部活动到某个角度的时候就会出现腰部疼痛。长时间维持某一姿势，也可能导致腰部酸痛加剧。急性发作的时候，会出现明显的腰部功能活动障碍。

4 压痛点

第三腰椎横突端部以及周围有明显的压痛点，点按的时候局部疼痛明显。可伴有至臀部、腿部的放射痛或者牵扯到腹部、腹股沟部，并可在臀部外上方发现条索以及压痛点。

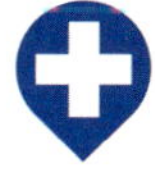

腰椎间盘突出症

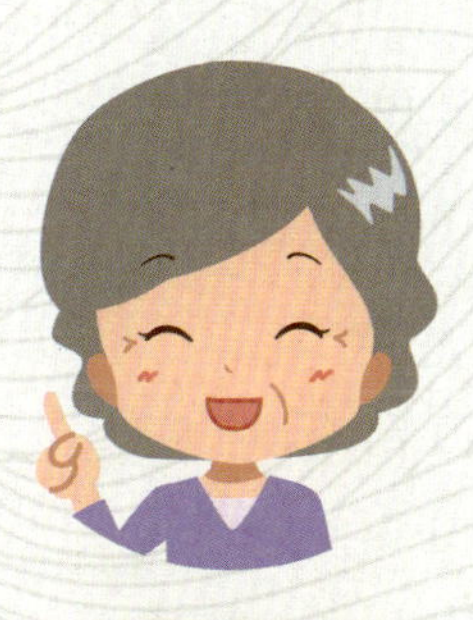

病例

林女士，48 岁，腰痛伴右下肢放射痛有两年多了，症状时轻时重，疼痛时吃消炎止痛药，或到附近医馆推拿、刮痧，一直都没正规治疗，最近一周有点严重了，右腿酸痛，痛得汗直流。来医院做 CT 检查，结果显示，腰 4–5、腰 5 骶 1 椎间盘向后突出，压迫硬膜囊。根据症状和各 CT 检查可以诊断为腰椎间盘突出症。

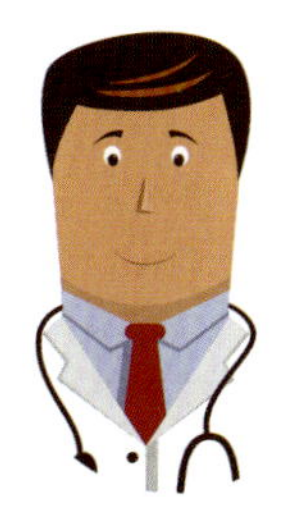

许教授解答

腰椎间盘突出多是因为腰椎间盘退行性改变，纤维环老化，失去弹性，产生裂隙，或是在外力作用下，椎间盘纤维环破裂髓核脱出，突出于后方压迫相邻脊神经根、坐骨神经产生的腰腿痛。常因行走、咳嗽、打喷嚏、弯腰或排便而引起疼痛加剧。

· 腰椎间盘突出症的手术指征 ·

对于症状严重影响生活、病史超过 3 个月，严格保守治疗无效或保守治疗有效，但经常复发且疼痛较重者，或首次发作，但疼痛剧烈，尤以下肢症状明显，难以行动和入眠，处于强迫体位者，需及时就医，让专科大夫评估是否需要手术。如果出现马尾综合征（即会阴部皮肤麻木、感觉减退、大小便功能障碍等）或单根神经根麻痹，伴有肌肉萎缩、肌力下降，应尽快就医，此为急诊处理指征。

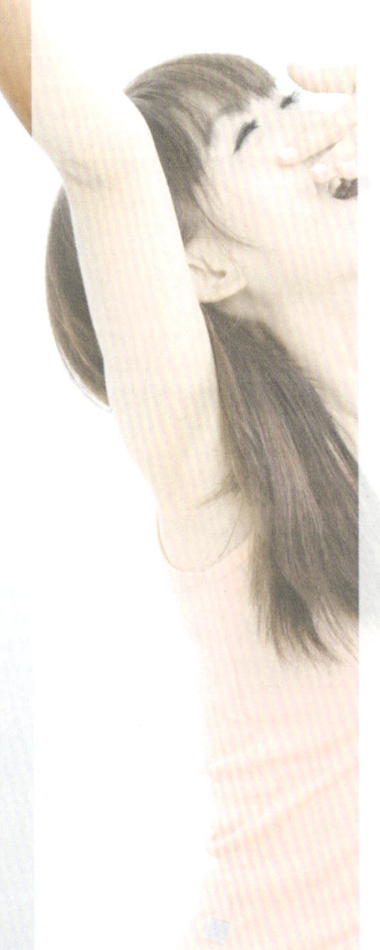

腰椎间盘突出症有哪些症状？

有腰痛或伴有椎间盘突出压迫神经根表现下肢放射痛症状：

- √ 腰痛：腰椎间盘突出症多见腰痛，发生率约91%，是最早出现的症状，疼痛性质一般为钝痛、放射痛或刺痛。
- √ 下肢放射痛：腰椎间盘突出症绝大多数病人发生在L4/5、L5/S1间隙，故容易引起坐骨神经痛，发生率达97%。疼痛多是放射性痛，由臀部、大腿后侧及小腿外侧到跟部或足背部。
- √ 马尾神经综合征：向正后方突出的髓核、游离的椎间盘组织，可压迫马尾神经，出现大小便障碍，鞍区感觉异常。
- √ 神经系统征象：80%病人出现感觉异常，70%病人出现肌力下降。
- √ 直腿抬高试验阳性：病人平卧直腿抬高下肢达60%以内即可出现坐骨神经痛，阳性率约90%。在直腿抬高试验阳性时，缓慢放低患肢高度，待放射痛消失后，再将踝关节被动背屈，如再度出现放射痛，则为加强试验阳性，此为腰椎间盘突出症的主要诊断依据。

·腰椎间盘突出症的分期锻炼·

1 急性期

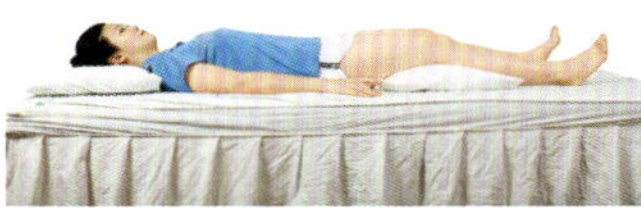

腰椎间盘突出症患者可选择硬板床，身体仰卧时微屈膝关节，腘窝下垫一小软垫或枕头，自然呼吸，放松使腰自然落在床上。侧卧休息时则屈膝屈髋，一侧上肢自然平放在枕头上。

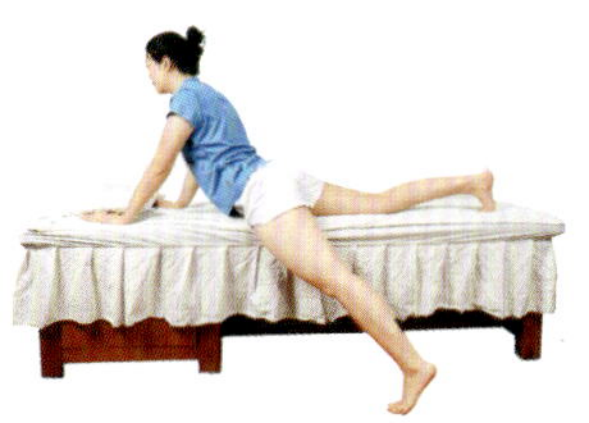

由卧位转换为俯卧位，稍用力撑起身体，身体重心缓慢转移到床边，先使一侧下肢着地，然后再将另一侧下肢移下，手慢慢扶床站起。

坐位时注意腰部挺直，椅子最好要有结实的靠背。椅子的高度与患者膝到足的高度最好相近或相等。坐位时，膝部的高度可略高于髋部，椅子高度过高或者过低都不适宜。

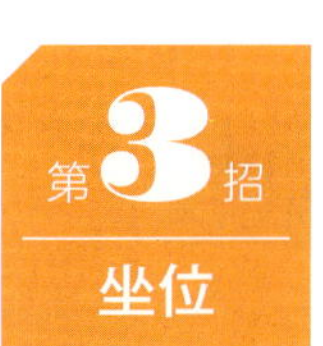

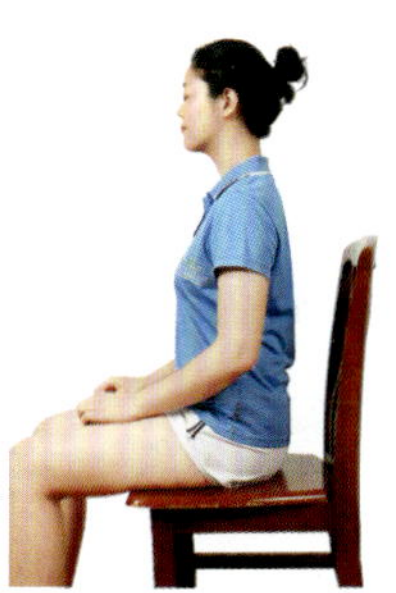

从坐位转换站位时，先把一侧下肢从椅子侧面稍往后移，稍微用力，腰部挺直后调整好身体重心，待重心稳定后起立。

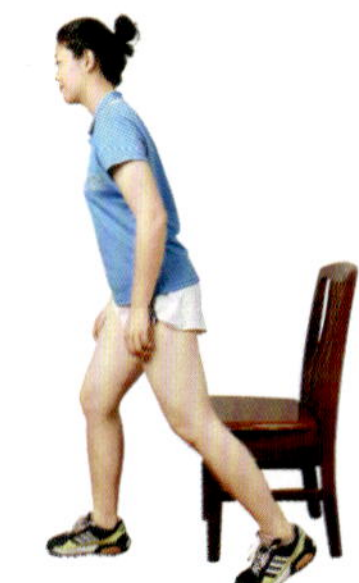

2 恢复期

恢复期时配合恰当的运动锻炼，能够加强腰背肌力量，不仅可以改善腰椎活动度，还可以增强脊柱的稳定性，促进机体康复。

全身放松，采用仰卧位，双手平放在身体两侧，双膝屈曲，将足和背部作支点，缓慢用力将骨盆抬起，之后缓慢回落，反复15 ~ 20次。该动作能训练腰部力量、矫正骨盆前倾。

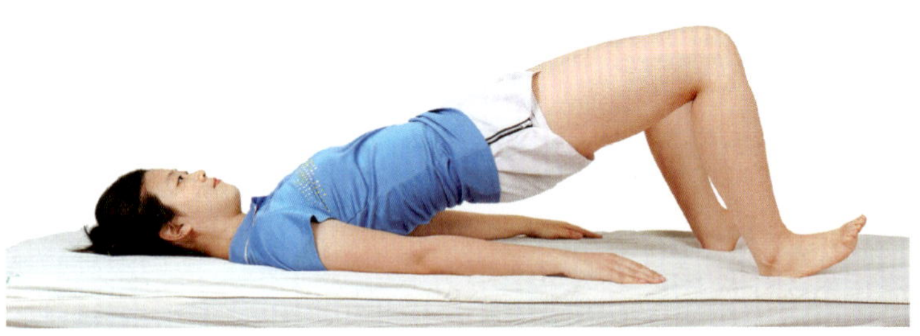

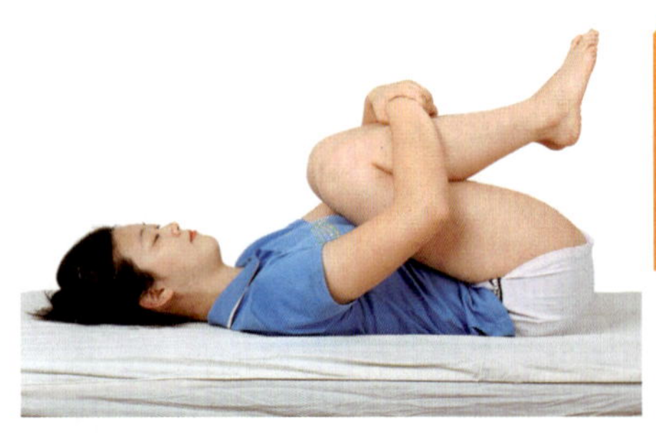

第2招 抱膝触胸

仰卧位，双膝屈曲并拢，双手交错环抱膝使其缓慢靠近胸腹部，再缓慢松开交错的双手，如此反复10 ~ 15次，注意背部贴近床面。

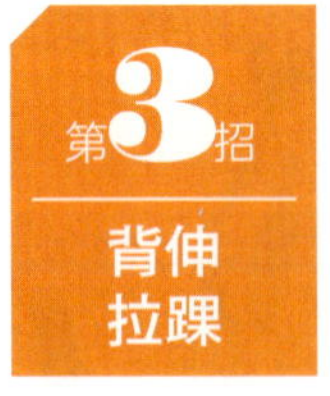

俯卧位，缓慢将腰部和膝盖抬离床面，头部稍抬起，双手在背后抓紧踝关节，使双下肢靠近臀部，随后双手带动使身体抬起，重复10 ~ 15次。

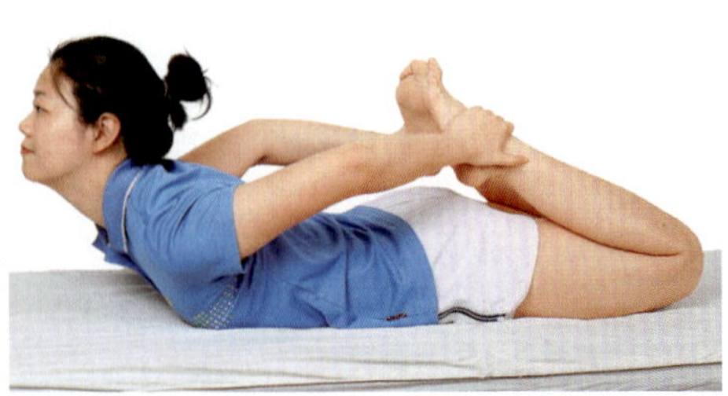

第4招 爬行锻炼

四肢撑地，腰部放松缓慢下沉，一侧下肢伸直，再缓慢屈同侧膝使其尽量触及同侧肘关节，重复 10 ~ 15 次。

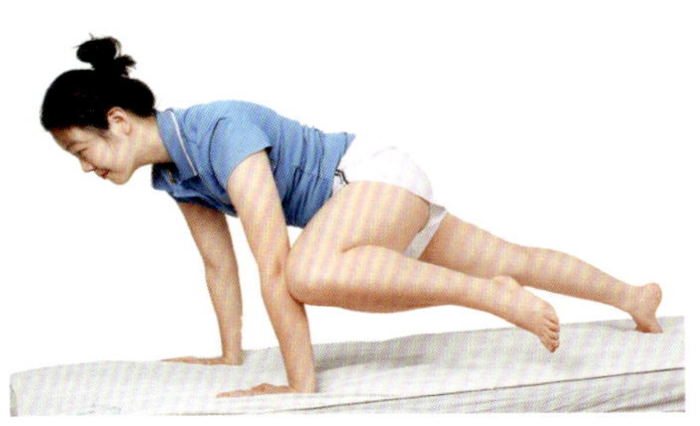

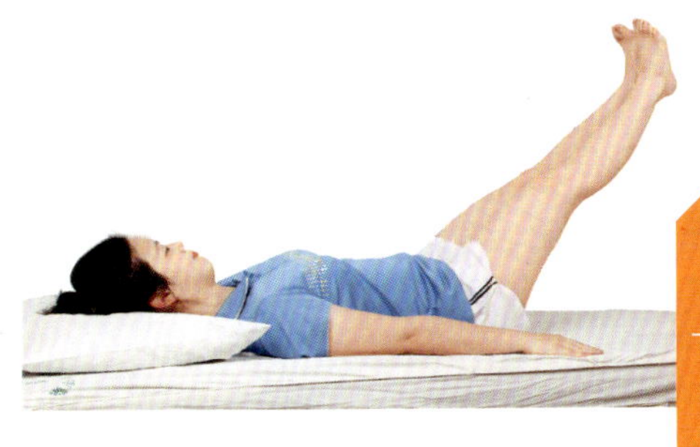

第5招 直腿抬高

仰卧位，双手自然摆放于身体两侧，缓慢抬起双卜肢，膝关节可微屈，然后再慢慢放下，重复 15 ~ 20 次。

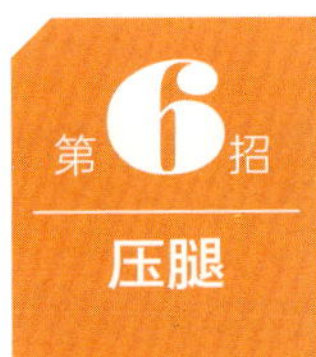

第6招 压腿

坐在床面上，上身挺直，一膝稍微屈，另一下肢向前伸直，躯干缓慢前倾压向伸直的下肢，交换为另一下肢，如此循环反复。此动作也可在站位进行，下肢放在前面的椅背上。

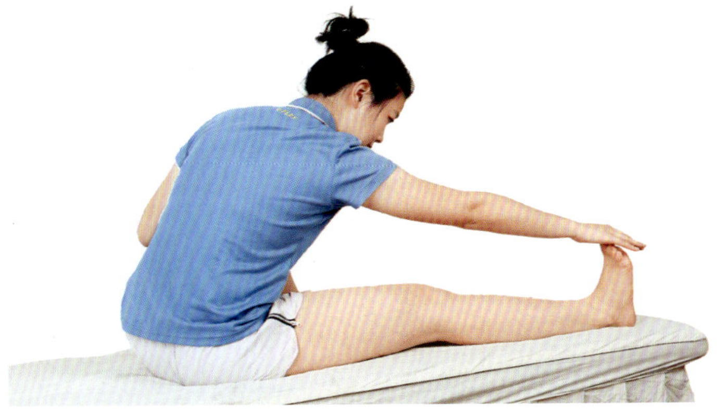

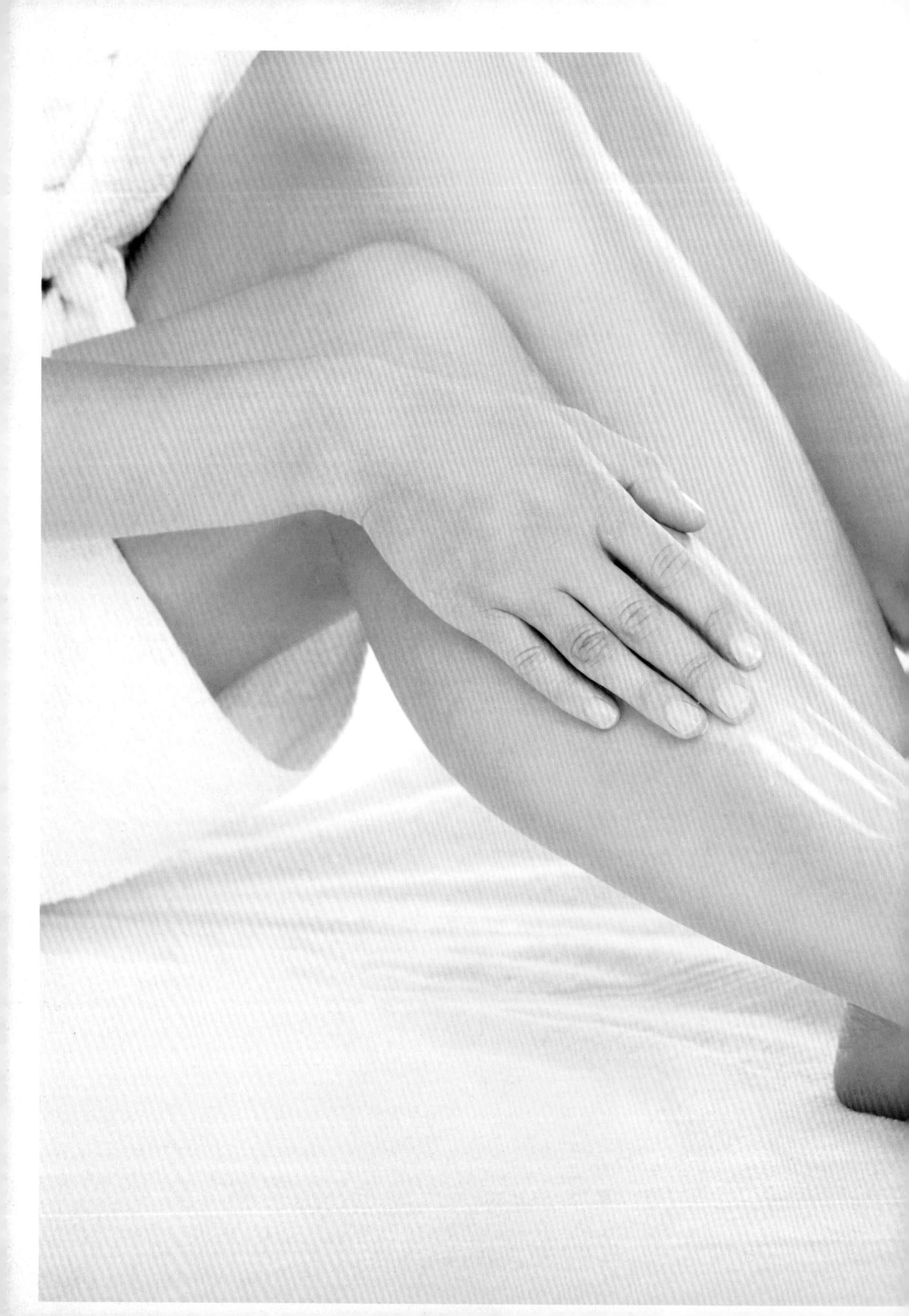

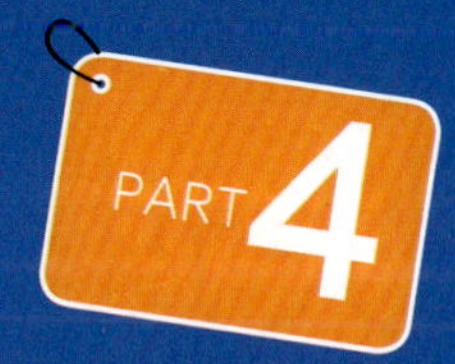

战胜腿痛，拒绝人老腿先衰

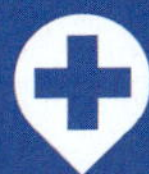

下肢的正常活动离不开坚实的骨骼、强壮的肌肉、灵活的关节，这三者构成了一个整体，三者相互影响，只要其中之一出现问题就会影响到其他两者，继而腿部就会出问题。膝关节问题是中老年人常见的疾病，随着生活习惯的改变，现在患膝关节病的人群日趋年轻化，随着疾病的发展，没有进行合理的干预和治疗，会严重影响正常生活，甚至可能会导致残疾。保护膝关节，拒绝人老腿先衰。

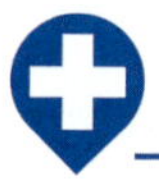

快速了解
膝骨关节炎

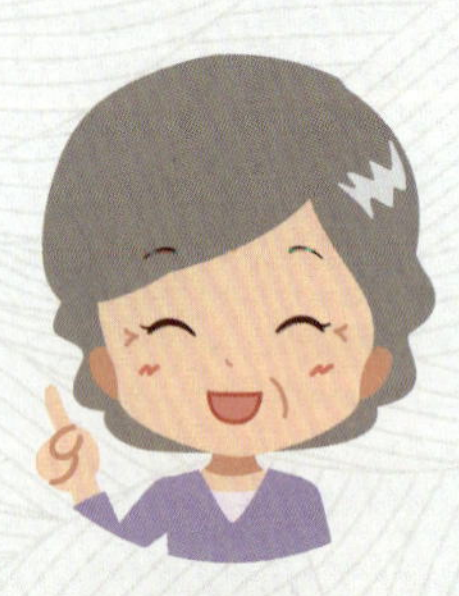

病例

吴阿姨今年56岁，是一名退休干部，家住5楼，房子没有电梯，每天要爬好几次楼梯。最近3年来，她经常感觉到右膝关节疼痛，每逢刮风下雨、天气转凉的时候就会疼得厉害。因为这个病，吴阿姨曾到多家医院就诊。

一家医院的医生告诉她，不需要什么特殊的治疗，只要减少活动就可以了，如果严重到影响日常生活，可以考虑换掉膝关节表面。但病情一直没好转，又去了另外一家医院，医生就让吴阿姨疼痛难忍的时候吃消炎止痛药，平时尽量减少膝关节的活动。再后来，吴阿姨又陆陆续续跑了许多家医院，膝关节疼痛却一直没有治好。其实，吴阿姨是得了膝骨关节炎，由于她需要经常上下楼梯，这加速了膝关节的磨损，引发了膝骨关节炎。

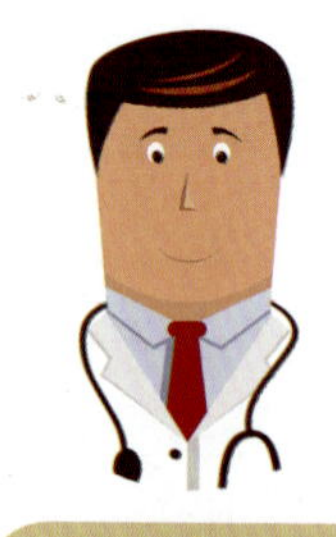

许教授解答

不少人认为中老年人出现骨头疼痛是很正常的现象，休息一下不痛就好了，所以对膝骨关节炎并没有引起足够的重视。其实出现关节疼痛等症状，一定要尽早治疗，减缓骨关节进一步磨损的速度。

WHO 统计，目前全球人口 10% 的医疗问题是骨关节炎疾患，它已成为中老年人群中最常见的关节疾病。在 60 岁以上的老年人当中，有超过 50% 的人患有此类疾病，其中以膝骨关节炎最为常见。膝骨关节炎已成为老年人致残的头号杀手。

膝骨关节炎是以中年后出现膝关节软骨退行性改变和继发骨质增生为特征的慢性膝关节疾病。这是人体随着年龄增长，关节机能退化的一种表现，以膝关节疼痛、活动受限为主要症状。中老年人一定要加强对膝骨关节炎的重视，做到早发现、早预防、早诊断、早治疗。

·为什么会得膝骨关节炎·

1 年龄

膝关节是人体的重要支撑点，承担着整个身体的重量，负重是非常大的，随着年龄的增加，关节的磨损也会变得更加严重。在年龄较大时，关节会变得比较僵硬，在活动的时候也会变得很不灵活。随着磨损的加剧，关节炎出现的概率就会大大增加。

2 内分泌

有内分泌疾病的患者，激素分泌失调，可能抑制软骨细胞合成蛋白多糖，加速关节软骨退化，继而就容易被膝骨关节炎这种疾病所困扰。

3 肥胖

膝骨关节炎这种疾病和患者的体重有很大的关系，如果体重超负荷的话，膝关节承担的压力也会相应增加，就会加速膝关节的磨损，诱发膝骨关节炎。

4 创伤

膝关节部位如果出现过骨折、脱臼、半月板损伤、韧带损伤等病的话，就会影响到膝关节的稳定性，加快膝关节退化的速度。这也是引起膝骨关节炎的重要因素之一。

5 过度使用

很多人会得膝骨关节炎是由于膝关节使用过多。有的人由于工作要求，需要长期下蹲作业；有些人由于居住原因，需长期爬楼梯；还有些人是登山爱好者，经常去爬山。下蹲、爬山、爬楼梯时，膝盖是弯曲的，弯曲的时候膝盖的承重是站立时的 4 ~ 6 倍。此外，爬山、爬楼梯是一个多次重复膝关节屈伸的过程，关节负重加大，磨损自然也增加，长此以往，容易引发膝骨关节炎。

膝骨关节炎的出现并不是偶然的，肯定是由于一些不好的因素引起的。所以，患者一定要根据自己的患病情况，了解自身的致病因素是什么，积极地针对病因去进行治疗，治愈之后还需要做好预防，避免疾病的再次发作。

·哪些人容易得膝骨关节炎·

1 比较胖的人

膝关节是人体承重最多的关节，人体体重越大，膝关节需要承受的重量就越多，磨损的速度也就越快。所以，比较胖的人更容易患上膝骨关节炎。

2 50岁以上的人

膝关节会退变是一种自然现象。随着年龄的增长，膝关节的退化会慢慢发生，多年积累下来，膝关节的磨损也就比较厉害了，进而出现膝关节疼痛等不适。

3 膝关节受过外伤的人

膝关节原来受过伤的人，比如韧带或者半月板损伤，走路时关节就不够稳定，关节磨损加快；或者关节在炎症反应的刺激下，由于滑膜炎的反复出现，关节积液使得关节软骨吸收营养受阻，从而引起软骨退化。

4 特殊职业的人

许多人由于职业需要，会长期反复地使用膝关节，那么他们患膝骨关节炎的概率也会大大增加，如运动员、汽车修理员等。

5 更年期后的女性

更年期后，女性的雌激素分泌会减少，引起骨量的降低，容易出现骨质疏松。同时由于雌激素的减少，引起关节软骨的营养来源缺失，引起软骨的破坏，软骨表面出现不平整，膝关节活动的时候摩擦力增大，加重关节的磨损退化。

6 喜欢穿高跟鞋的人

女性穿高跟鞋行走的时候，髋关节、膝关节、踝关节的受力均发生了很大的改变，膝关节的负重压力是不穿高跟鞋时的3倍，在上下楼梯时更加明显。这种额外的压力会加速膝关节的磨损，加快膝关节的退化速度，长此以往就有可能患上膝骨关节炎。

·膝骨关节炎的症状·

膝骨关节炎患者的症状有很多，因病情的轻重及个人体质等原因，临床表现也有所不同。有的人只有下列症状中的一个，有的人兼而有之。

1 疼痛

疼痛往往是膝骨关节炎病人就诊的主要原因，刚开始的时候可能只有轻微的疼痛或者膝关节不适，也可能只是膝关节酸痛、活动不太灵活。疼痛的位置常位于膝关节内侧，休息后可减轻，长时间行走或跑跳后会加重，上下楼梯的时候疼痛感特别明显。随着病情的发展，疼痛会逐渐加剧，持续时间延长，难以自行缓解。一般来说膝骨关节炎患者的疼痛有以下几种类型：

①活动疼：当膝关节长时间处于固定位置，一开始活动时，由于位置的改变会出现膝关节疼痛、僵硬，慢慢活动后疼痛就会减轻，但是负重和活动久了疼痛又会加重。

②负重痛：有膝骨关节病的人经常在坐着、躺着等不受力的情况下膝盖不痛，但上下楼、走斜坡路或搬提重物时会感受到膝盖明显的疼痛，这是因为膝关节的受力负荷加大而引起的。

③主动活动痛：膝骨关节炎患者有时在用力屈伸自己的膝关节时会感到疼痛加

剧，由于用力后肌肉的收缩加强导致膝关节的关节面应力负荷增加，软骨面刺激加大而加剧疼痛。

④静息痛：膝关节在夜间睡觉时或长时间不动时疼痛，这主要是因为活动减少，血液循环减弱，静脉回流不畅，关节内及髓腔压力增高，引起疼痛，有时变换姿势时疼痛就会缓解。

⑤老寒腿：患者常常在天气交换或者湿寒气候时疼痛加重，疼痛的出现如同天气预报一样。湿冷天气下，膝骨关节炎患者体内血管的收缩和扩张缓慢，循环减慢，膝盖受到寒冷等刺激后引起疼痛。

2 活动受限

正常人的膝关节屈伸活动范围可达到 135°，而且活动过程中不会出现疼痛、弹响声。但是，如果你得了膝骨关节炎，在活动过程中就会经常出现疼痛不适、关节活动受限等情况。

发病的早期，很多患者因为对疼痛产生畏惧心理，宁愿坐着或躺着不动。膝关节因此长时间固定于相对舒服的位置，缺乏正常的运动锻炼，随着病情的发展，关节周边软组织出现粘连、挛缩，肌肉出现萎缩，患者即便是在忍受疼痛的情况下活动，活动范围也无法达到正常。

膝骨关节炎患者下蹲的时候会出现非常严重的疼痛，所以很多患者平时完全不敢下蹲。有时在活动过程中，还可以听到明显的关节活动弹响声。

病程越久，活动范围越小，严重者甚至不能弯曲到 90°。更有甚者，膝关节长期固定于一定的位置，形成关节僵硬，直至关节骨性融合。

3 膨大肿胀

年龄在 60 岁以上的膝骨关节炎患者，会发现自己的患侧膝关节比正常侧膝关节的骨端大，而且膨大的周围会有压痛。在膝骨关节炎急性发作期，如果有大量的关节液存在于关节腔中，可能出现膝关节局部的肿胀，患者的屈伸活动会受到明显的限制。

4 畸形

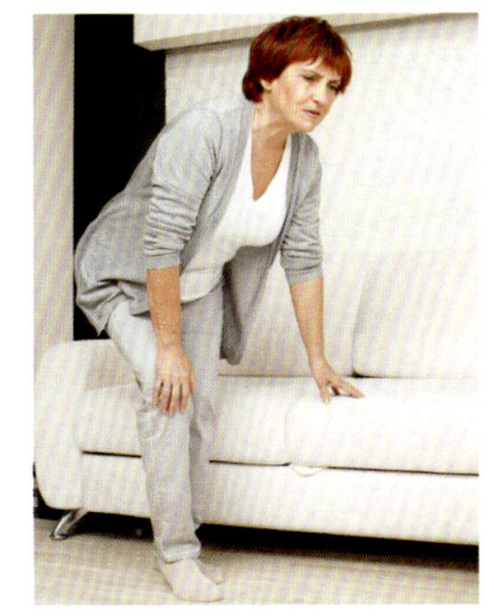

严重的膝骨关节炎，关节的力线、骨质及关节间隙和周围的软组织在长期病理变化的作用下发生了结构性改变。如果患者的内侧半月板损伤严重，会出现膝关节外翻，后期可能会形成 X 形腿；如果患者的外侧半月板损伤严重，则会造成膝关节内翻，后期可能会形成 O 形腿。

·膝骨关节炎的影像检查·

1 X线平片

根据 X 线平片能够对膝关节骨质情况做出评估。但由于 X 线是重叠影像，且软组织分辨率低，因此可能会遗漏某些骨质病变和软组织病变，必要时应选择 CT 或 MRI 作为 X 线的补充影像检查。一般 X 线检查即可满足膝骨关节炎的临床诊断需要，在 X 线上经常表现为关节间隙狭窄、关节面增生硬化，关节边缘和胫骨髁间棘骨质增生。

2 CT检查

与 X 线相比，具有较高的软组织分辨率，能够发现 X 线漏诊的一些微小骨折。CT 相对于 X 线检查来说可显示解剖结构和骨质病变，比如骨质破坏、软组织晶体沉积等。

3 MRI检查

相比于 X 线平片，MRI 可以更好地评估关节软骨、半月板、韧带、滑膜等软组织病变及骨髓病变，因此可作为 X 线检查以外的重要补充检查手段。

膝骨关节炎中医分型

1 气滞血瘀

关节疼痛如刺，休息后痛反甚。面色黧黑，舌质紫暗，或有瘀斑，脉沉涩。

2 寒湿痹阻

关节疼痛重着，遇冷加剧，得温则减。症见腰身重痛，舌质淡，苔白腻，脉沉。

3 肝肾亏虚

关节隐隐作痛。腰膝酸软无力，酸困疼痛，遇劳更甚。舌质红，少苔，脉沉细无力。

4 气血虚弱

关节酸痛不适。少寐多梦，自汗盗汗，头晕目眩，心悸气短，面上少华。舌淡，苔薄白，脉细弱。

·膝骨关节炎的手术指征·

√ 有关节损害的放射学证据。

√ 存在中到重度的持续疼痛或已造成残疾者。

√ 对各种非手术治疗无效的病人，当疾病进展，软骨磨损比较严重，关节间隙明显狭窄并伴有严重的疼痛，通过口服消炎止痛药无效或者长期依靠镇痛类药物止痛，对生活质量影响比较大的时候考虑做手术治疗。

·手术方式·

1 膝关节镜治疗

膝关节骨性关节炎做关节镜效果不会太理想，但是如果患者合并半月板损伤，病人的疼痛很大程度上来自半月板，关节镜手术修整半月板后疼痛症状会减轻。还有病人有关节的游离体，出现关节绞索，关节卡住了，通过一个很小的手术把关节里面的游离体碎骨取出来，机械绞索症状立刻缓解。这两种情况下做关节镜手术效果是肯定的，多数情况下的骨性关节炎不需要用关节镜来治疗。

2 膝关节置换手术

若疾病发展到晚期，关节持续疼痛、变形，X 片见到关节间隙已经消失，不能行走，严重影响生活质量，这时需考虑膝关节置换术；如果是累及单间室关节，可以采用单髁置换手术；如果是累及全关节，则可以考虑做全膝关节表面置换手术，通过去除病变的软骨、安装人工关节替代软骨，从而达到缓解疼痛、矫正畸形、改善关节活动度的目的。

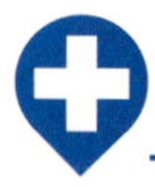

膝骨关节炎的误区

·误区一：膝关节痛是风湿引起的·

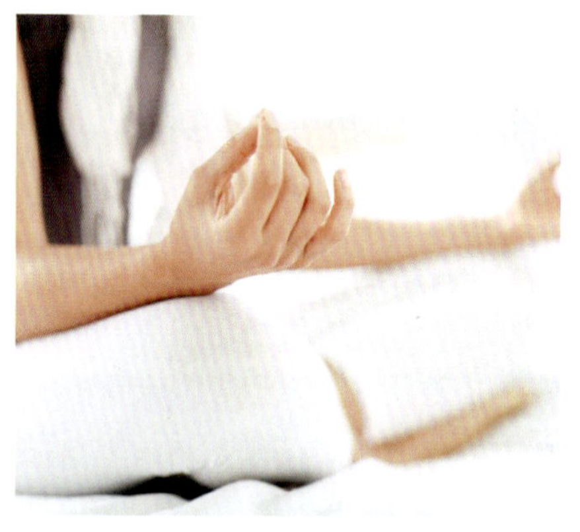

大多数人都认为关节疼痛就是风湿，但是实际上引起关节疼痛的原因有很多，骨关节炎、痛风性关节炎、类风湿性关节炎都能够造成关节疼痛。

膝骨关节炎是增龄、肥胖、劳损、创伤、关节先天性异常、关节畸形等诸多因素引起的关节软骨退化损伤，关节边缘和软骨下骨反应性增生关节病变。膝关节由于长期负重以及使用频度高，其发病率比较高。膝骨关节炎的发病率是随着年龄的增长而增长的，所以中老年人会比年轻人更容易得此病。此外，由于肌肉对骨骼的保护能力、生育需求、激素以及生活中的习惯性姿势有所不同，女性患膝骨关节炎的概率要高于男性。

类风湿性关节炎是一种慢性全身性炎症性疾病，是由于自身免疫系统异常所引发的关节炎。得了类风湿性关节炎，一般早晨起床的时候会感觉到关节僵硬，僵硬时间较长，常常超过 1 小时。此外，类风湿性关节炎关节的疼痛肿胀都是对称的。

痛风性关节炎是由于尿酸生成过多或排泄障碍导致其盐沉积在滑囊、软骨、关节囊或其他组织中而引起的炎性反应及病损。痛风性关节炎和遗传有很大的关系，好发于 40 岁以上的男性，所以如果父母有痛风性关节炎，那就要多注意预防这方面的疾病。

·误区二：膝关节痛只是老年人的事·

很多人都认为，膝骨关节炎是中老年人才会出现的问题，所以年轻的时候不予重视。有研究指出，人过了 30 岁，全身的器官就逐渐开始出现老化了，38 岁左右关节、关节软骨就开始慢慢退化，有的人膝关节由于保养不当会出现僵硬、疼痛等症状。

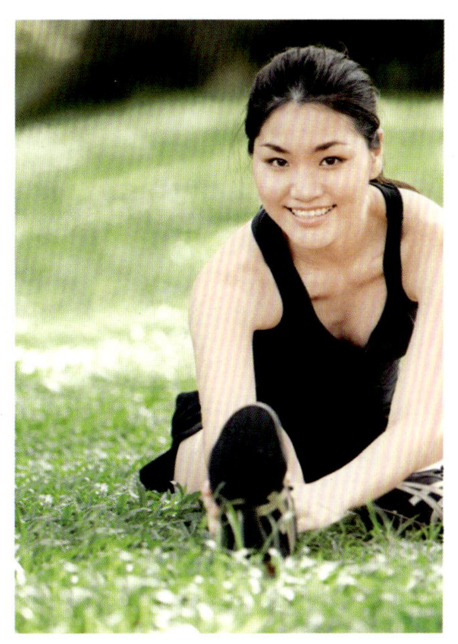

现在，关节炎已经越来越年轻化，不管是中老年人还是年轻人都应该好好保护自己的膝关节。体重超标、吸烟、缺乏运动锻炼或运动过度，以及经常穿着高跟鞋的人群是膝骨关节炎的高危人群，应该养成良好的生活方式，注重对膝关节病的预防。

·误区三：膝关节痛忍忍就可以了·

如果出现膝关节疼痛不能一味忍耐，一定要及时前往医院就诊。

大部分膝骨关节炎患者都会出现关节疼痛等症状，但是在疾病早期，膝关节疼痛感并不是特别强烈，只是在过度劳累或者天气骤变的时候会有酸胀不适的症状，稍微休息或者天气好转后，疼痛感就会减轻或者消失。因此，膝骨关节炎早期往往不能引起患者足够的重视，很多患者都有“忍忍就过去了”“过段时间就好了”的想法。

这种做法是非常错误的，如果膝关节经常出现疼痛现象，要及时就医。每次关节炎发作提示疾病需要治疗干预，忍痛不做处理往往会给膝关节造成更大的伤害。长期不治疗处理，会加重关节炎的病情，甚至会增加致残的风险。

如果关节疼痛时间已经持续了三个月或以上，需要前往医院就诊或者咨询相关专业的医生，拖延不治疗将会错过最佳治疗时机。

·误区四：膝关节痛就不要动了·

膝骨关节炎患者如果做一些重活或者过度疲劳，往往就会感觉到膝盖疼痛难忍，这就导致一些患者再也不敢动了。其实这样是不对的。

因为长期不运动，肌肉会逐渐萎缩，不能给关节提供全面的保护。我们的肌肉就好比是骨头的保镖，能对我们的骨头起到支撑和保护作用。对膝骨关节炎患者来说，适当地做一些运动能够加强韧带、肌肉和肌腱的支撑作用，有助于稳定关节，起到保护关节的作用。

但是运动一定要适度且有规律。如果做一些剧烈运动，如长跑、球类比赛，会增加关节扭力和关节面的负荷，反而会对膝关节产生不利的影响。

游泳由于关节负重低，又可以锻炼下肢肌肉力量，因此是比较好的锻炼方式。此外，还可以做一个简单动作——直抬腿运动，依据个人情况，每条腿每次坚持3～5分钟，左右交替，长期坚持可以明显增强下肢肌肉力量，减少膝骨关节炎的发作。

值得注意的是，在膝骨关节炎急性期应该选择静养或者减少运动，否则会让您的膝骨关节炎雪上加霜。

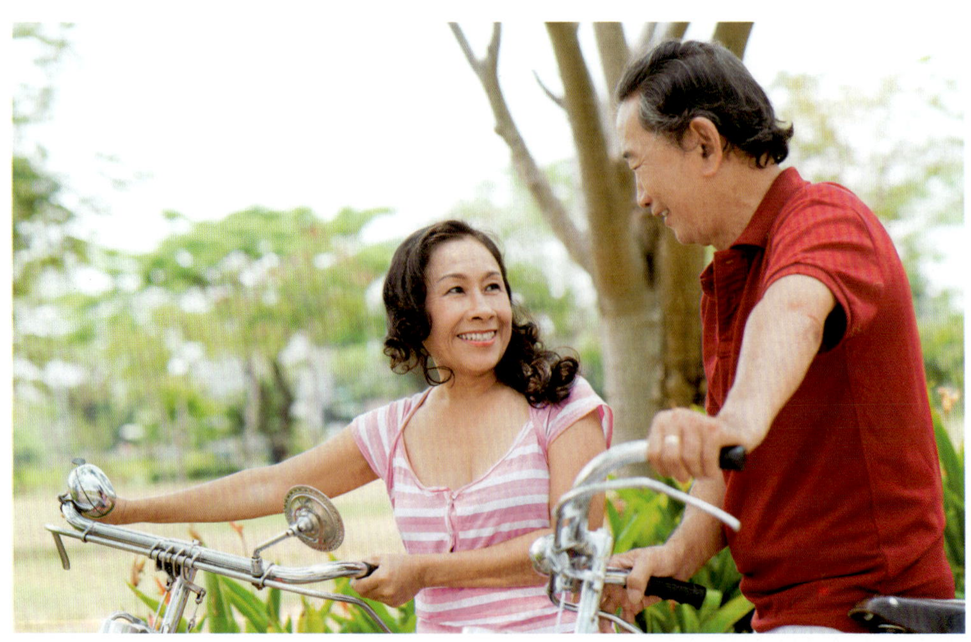

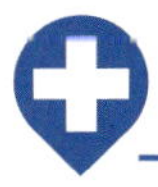

如何预防膝骨关节炎

·避免长时间在寒冷环境下工作或生活·

当下膝骨关节炎患者有年轻化的趋势，有一部分原因是许多年轻爱美的女性朋友们为了追求时尚漂亮，在寒冷的天气里仍然穿着薄袜短裙。这种做法会导致膝关节受寒，也许年轻的时候症状并不明显，但是随着年龄的增长，得膝骨关节炎的概率会大大增加。

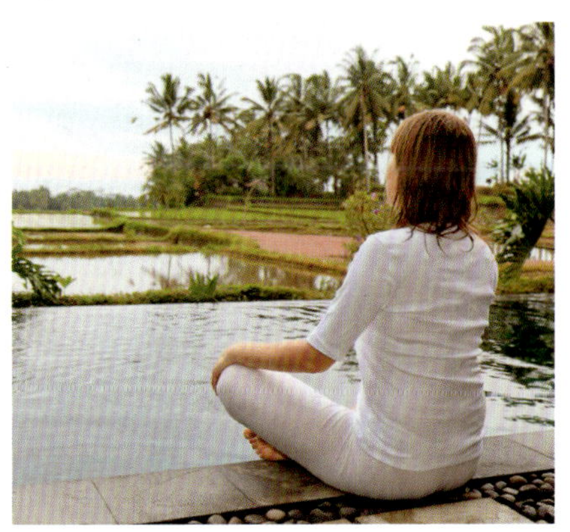

还有一些年轻女性，已经患上了关节炎却不自知，为了追求穿着的时尚美丽，在寒冷的天气里将膝关节长时间暴露，这可能诱发膝骨关节炎的发生。因此，不能因为年轻而忽视对膝骨关节炎的预防，疾病的发生发展可能比想象中的更加迅猛。

·穿高度合适的软底鞋·

很多人以为，只要是平底鞋，就对自己的膝关节有好处，实则不然。相对而言，鞋底过薄，鞋跟高度过低，缓冲性差，走路时接触到较硬的地面时反作用力较大，力的传导容易使关节碰撞磨损。并且，过薄的平底鞋无法为脚提供正常的生理弓形支撑点。因此，经常穿平底鞋容易导致脚掌中间下陷，足张力异常，下肢生物力线改变，从而使关节面受力失衡，导致关节受损。

但也不能穿过高的鞋子，因为鞋跟过高会使关节压力剧增。要想保护膝盖，平时应该选择高度合适的软底鞋；慢走或者跑步的时候，要穿鞋底软硬度适中的运动鞋或慢跑鞋；为了减少膝盖承受压力与撞击，爬山时则应该选择厚底登山运动鞋，并且应具有较强的抓地力，从而保护膝关节。

为了减少运动锻炼时膝关节所承受的压力与撞击，选择一双适宜的鞋子对保护膝关节的作用不言而喻。

・避免负担过重・

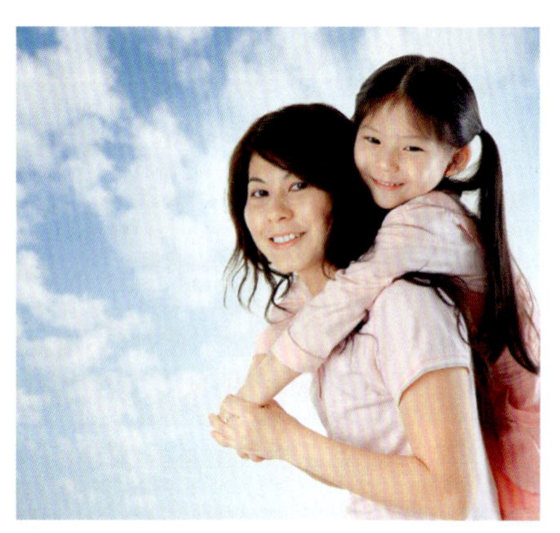

一个体重正常的人提一袋 10 千克重的米，那么每走一步，他的膝盖受力就增加 30 ~ 60 千克；许多以搬扛重物为生的劳动人民，因为膝关节承重较大，引起膝关节的劳损，以后膝骨关节炎的患病率也较常人增高。

・避免身体肥胖・

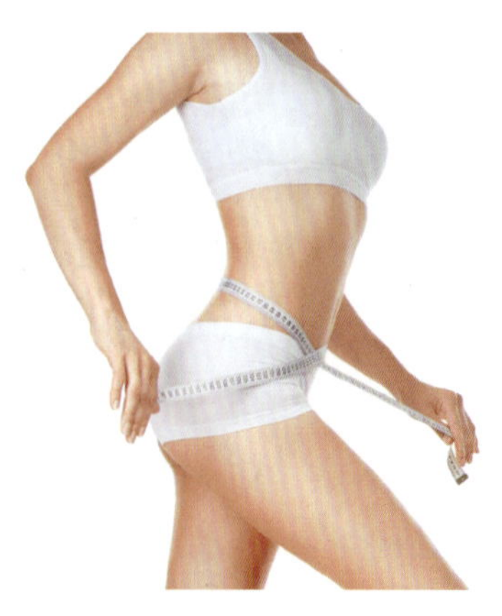

有研究指出，每 1 千克体重的增加意味着行走时膝关节需多承受 3 千克的压力，当跑步时，压力数值将达到 10 千克。因此，如果你的 BMI 指数是 25 或 25 以上，体重将成为膝关节沉重的负担。

一旦身体超重，就应该积极地开始减肥，控制体重，不仅能够预防各种心脑血管疾病的产生，对膝关节疾病的预防也有着重要的意义。

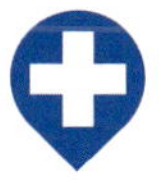

以食养膝

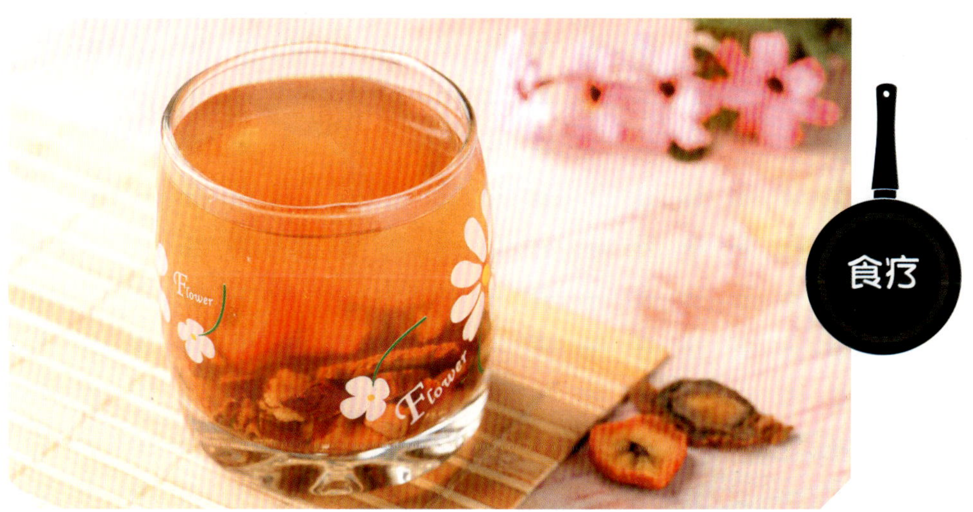

丹参山楂三七茶

材料：山楂 20 克，丹参 15 克，三七 10 克。

做法：

①砂锅中注入适量清水烧开，放入备好的药材，搅拌均匀。

②盖上盖，煮沸后用小火煮约 15 分钟，至其析出有效成分。

③揭盖，搅拌均匀，略煮片刻，关火后盛出煮好的药茶。

④装入杯中，趁热饮用即可。

功能主治 行气活血、祛瘀通痹。适用于气滞血瘀型。

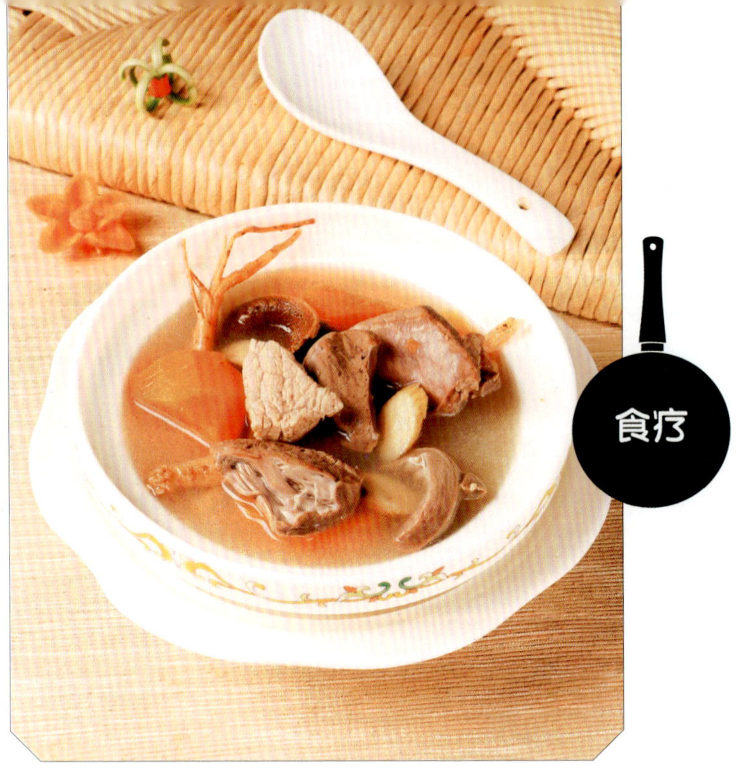

参芪陈皮煲猪心

材料： 猪心 400 克，瘦肉 150 克，胡萝卜 200 克，党参 20 克，黄芪 15 克，陈皮少许。

调料： 盐3克。

做法：

①洗净去皮的胡萝卜切滚刀块；处理好的瘦肉切成块。

②处理好的猪心切成块，入沸水锅汆去血水杂质，捞出；再倒入瘦肉，去除血水杂质，捞出。

③砂锅中注入清水烧热，倒入猪心、瘦肉、胡萝卜块，再放入党参、陈皮、黄芪，搅拌片刻，煮 2 个小时。

④加入盐调味即可。

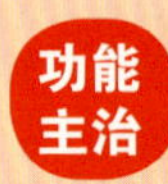

益气健脾、行气止痛。适用于气血虚弱型。

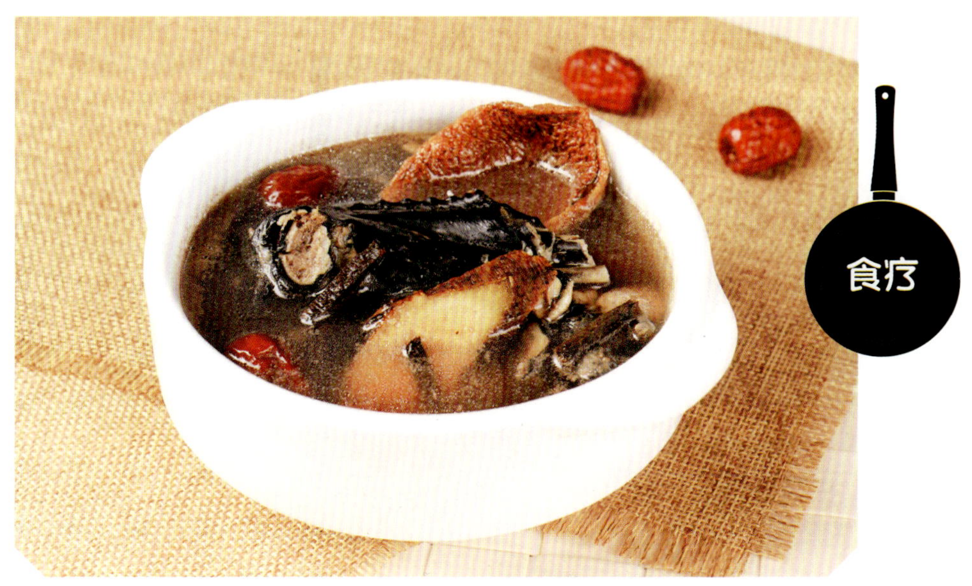

桑寄生杜仲乌鸡汤

材料：乌鸡块 200 克，红枣 25 克，桑寄生 8 克，杜仲 10 克，陈皮 1 片。

调料：盐2克。

做法：

①锅中注入清水烧开，倒入乌鸡块，汆煮片刻，捞出沥干。

②砂锅中注入清水，倒入乌鸡块、红枣、桑寄生、杜仲、陈皮，拌匀，煮3 小时至析出有效成分。

③加入盐，稍稍搅拌至入味即可。

补益肝肾、通络除痹。适用于肝肾亏虚型。

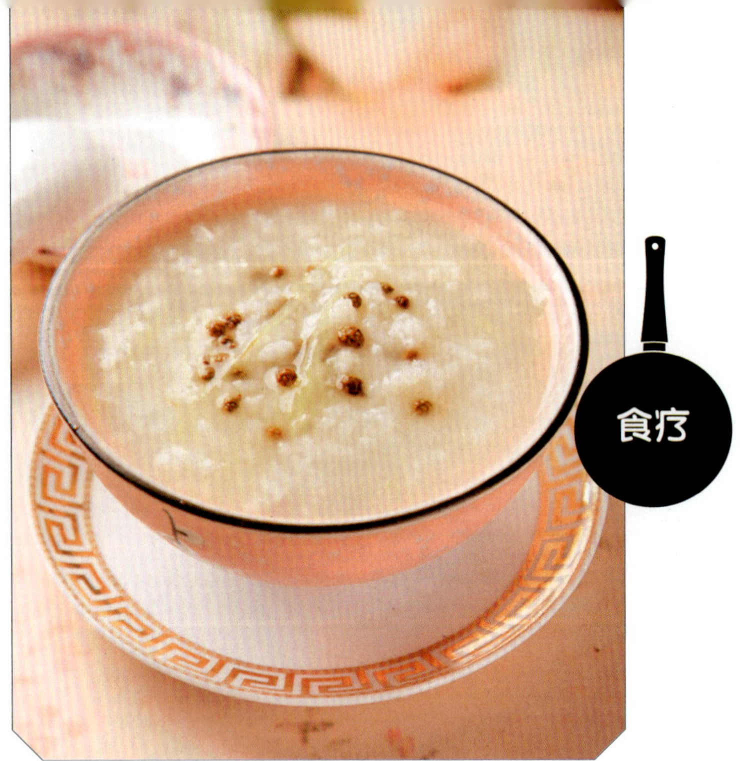

花椒生姜粥

材料：大米 300 克，生姜 15 克，花椒少许。

做法：

①洗好的生姜切片，再切丝。

②砂锅中注入清水，倒入大米，拌匀，用大火煮开后转小火煮 30 分钟至大米熟软。

③倒入姜丝、花椒，拌匀，续煮 10 分钟至入味，拌匀，盛出煮好的粥，装在碗中即可。

温阳行气、散寒止痛。适用于寒湿痹阻型。

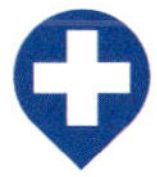

膝骨关节炎的自我保健按摩法

在膝关节寻找压痛点，触摸时有明显疼痛的位置，不通则痛，由于病变导致气血流通受阻，按压出现疼痛的位置往往提示病变所在。

找到压痛点以后，在患处配合药油等介质，用拇指由轻到重进行指揉，均匀用力，以出现酸胀感为宜，每个压痛点指揉 1 ～ 2 分钟。此种操作手法可以促进局部血液循环，缓解局部疼痛。

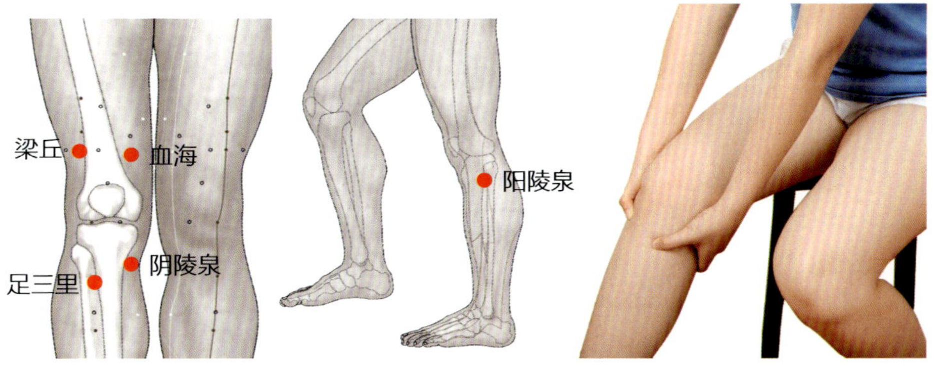

膝关节病常常就近取穴治疗，在膝关节周围分布着几个重要穴位，如阳陵泉、阴陵泉、梁丘、血海、足三里等，可定位后进行相关手法的治疗。

以血海为例，用指端由轻到重进行均匀柔和按揉，以有酸胀感为最适合。每个穴位按摩 1 ～ 2 分钟。

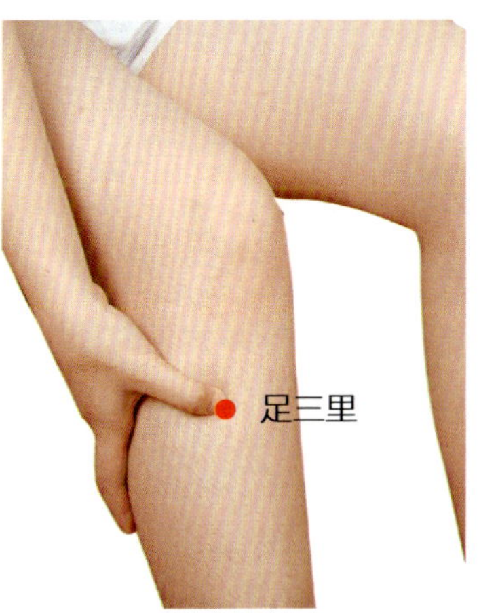

髌骨覆盖在膝关节表面，位置浅表，容易找到。坐位，双腿自然放松伸直，将手掌放在患侧髌骨上，五指贴于髌周，适当用力做髌骨上下左右四个方向的推按。适当操作 3 ~ 4 分钟。

这种操作手法有松解粘连的作用，许多劳损或外伤患者很容易产生软组织如肌肉、筋膜或者韧带之间的粘连，通过搓揉，可以慢慢分解粘连，缓解疼痛。

大腿绷紧时两块隆起明显的肌肉分布于内外两侧，这两个隆起的地方就是股四头肌的内外侧头。可用手拿捏住这两个隆起位置，进行来回的按揉，注意用力均匀，以微微酸胀为度，可以操作 3 ~ 4 分钟。

这种操作手法可有效改善股四头肌内的血液循环，尤其对于股四头肌萎缩的患者，按揉之后，配合锻炼，能有不错的效果。

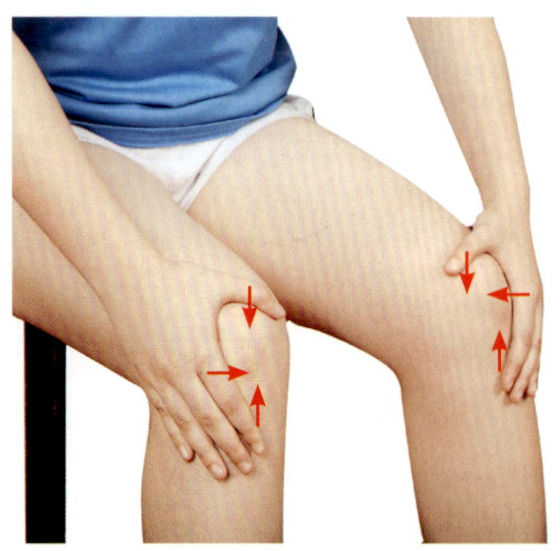

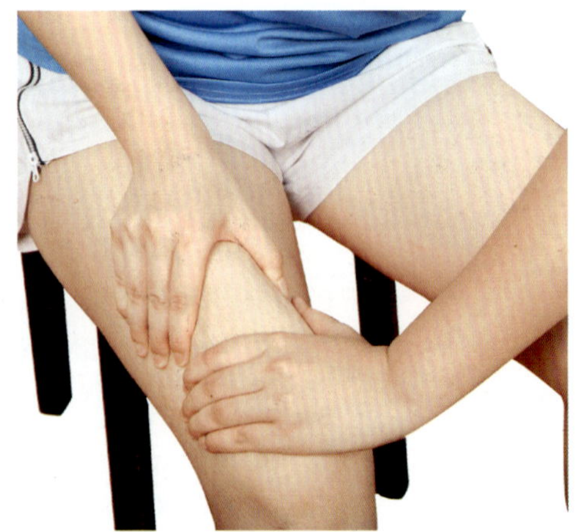

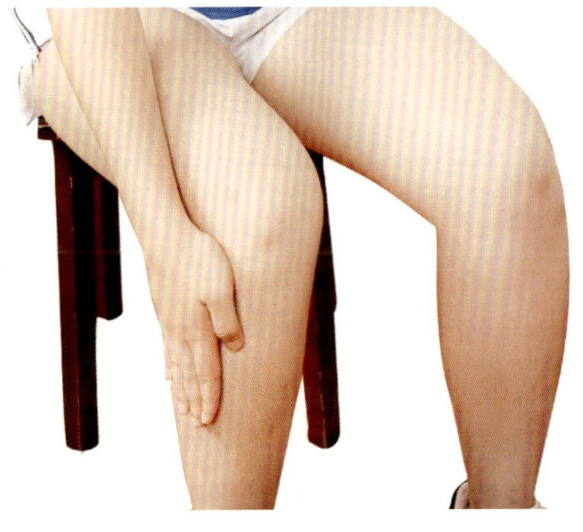

可在膝关节周围涂擦少量药油或扶他林等介质，之后伸直手掌，用掌根贴紧膝关节外侧，之后逐渐用力，由上往下快速地来回擦动，由外侧再转至内侧，可连续操作 2 ~ 4 分钟，以关节周围产生热感为佳。

此手法能够有效改善供血量，缓解疼痛，减轻因供血不良而出现的麻木、僵硬感。

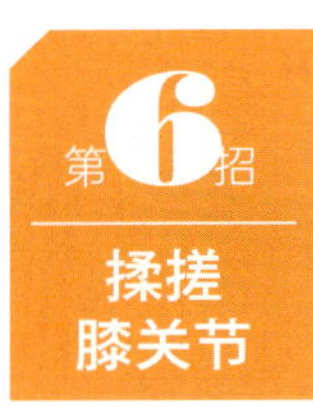

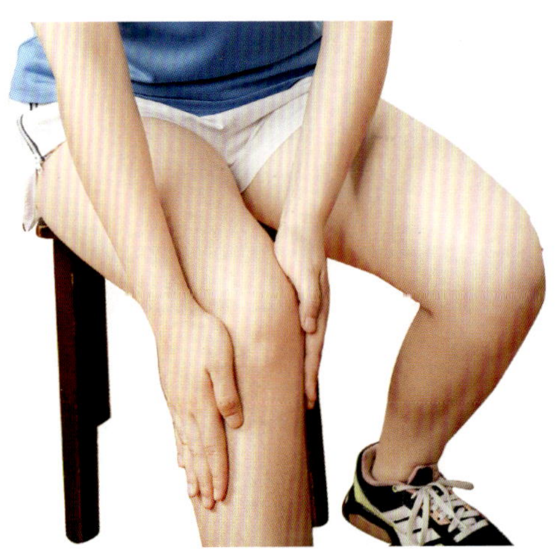

双手夹紧膝关节的内外侧，以能耐受的力量和不出现明显疼痛为度，夹紧之后反复来回地揉搓，可在揉搓的表面涂抹药油，动作轻柔，速度平均，可反复操作 3 ~ 4 分钟。

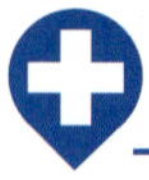

膝关节功能锻炼方法

·抬腿锻炼股四头肌·

膝骨关节炎患者会因疼痛而不自觉地把身体重心偏向健侧，患侧承重减少，股四头肌的使用减少，久而久之，必然会导致股四头肌肌力下降、肌肉萎缩，使膝关节失去保护，变得不再稳定。这样不仅会导致关节炎的症状加重，还不利于膝关节的康复。因此，对股四头肌进行科学的锻炼，可以加强膝关节的稳定性，改善局部血运和新陈代谢，从而缓解疼痛，改善功能，促进康复。具体如下：

①姿势：选择具有靠背的高椅，取坐位，髋关节屈曲90°，患者背紧贴座椅靠背。

②患侧膝关节伸直，踝关节尽量背屈，做直腿抬高动作，大腿抬离座椅，并尽量维持该动作，待疲乏为止。

③标准：双侧下肢交替锻炼，单侧肢体坚持抬高，目标时间为7分钟。

④疗程：嘱患者坚持锻炼，逐渐提高维持时间，争取每周递增1分钟，门诊治疗7次达到标准。

·不负重活动锻炼·

在负重状态下进行膝关节屈伸活动，会使关节间隙变窄，增加关节面之间的碰撞。长期进行负重活动，会加速膝关节的退行性改变。长久下去，会使膝关节周围的筋肉挛缩、粘连，使屈伸受限的情况恶化，形成恶性循环，甚至出现交锁现象。

因此，在不负重的状态下进行膝关节屈伸活动，如游泳、坐卧位锻炼等能有效防止病情加重。

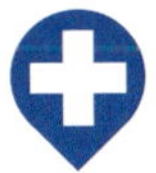

膝关节保健操

仰卧位，右腿屈膝，左腿伸膝抬至与右膝等高，反复交换左右腿 5 ~ 10 次。

仰卧位，一侧平放，另一侧膝下放高枕头，踝下放一块叠好的毛巾。足跟用力下压，力量逐渐加大，再逐渐减小，持续 5 分钟。

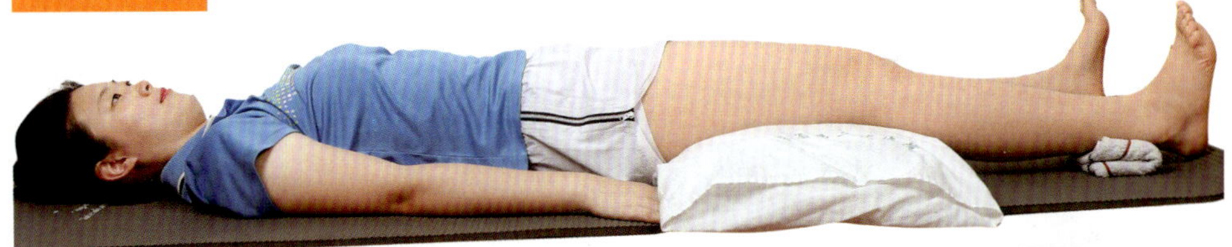

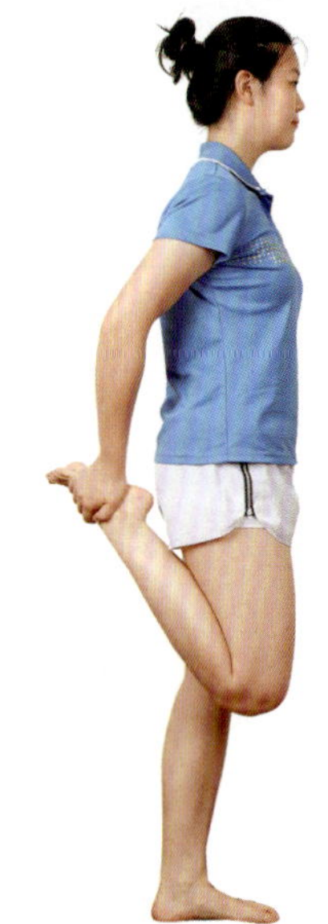

第3招

提拉小腿

单足站立，另一个肢屈膝，用手扳住足背部。将扳起的足跟尽力靠近臀部，同时收紧腹肌，注意不要弓背，持续 5 分钟。

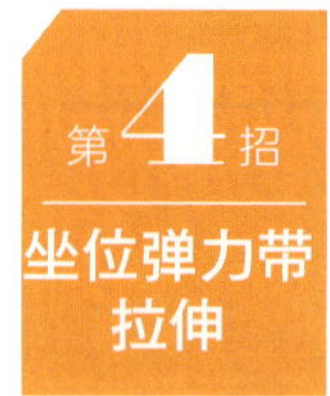

第4招 坐位弹力带拉伸

坐在椅子上，双手平放于身体两侧，双脚着地，双足踝部套上弹力带，双腿弯曲成 90° 。另一侧小腿逐渐前伸，至平行于地面后再慢慢收回，整个过程使弹力带处于拉伸状态，双下肢交换。

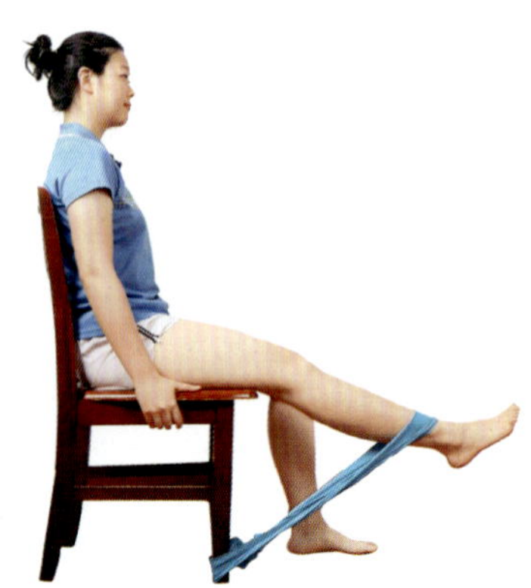

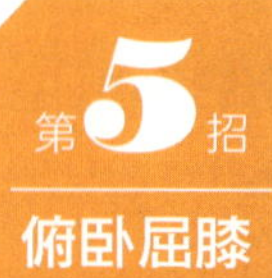

第5招 俯卧屈膝

俯卧位，双手在头前交叉，将头部放在手臂上，然后将左（右）膝关节逐渐屈膝，尽量靠近臀部，并保持屈膝姿势 5 ~ 10 秒钟，再慢慢放下。两腿交替进行，重复练习 10 ~ 20 次。

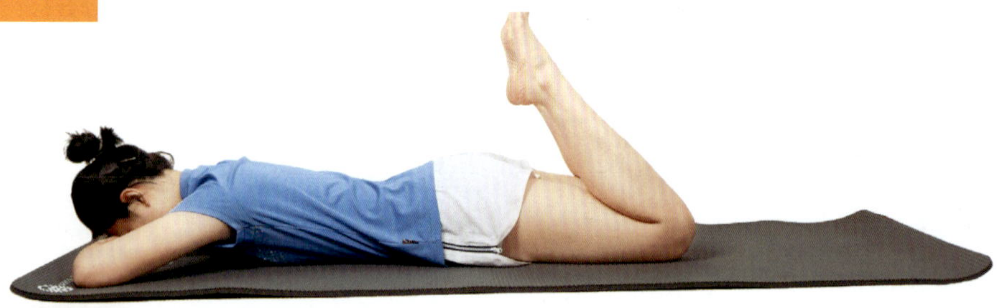

第6招 仰卧屈膝

仰卧位，将一侧膝关节屈曲尽量贴向胸部，用双手将大腿固定 5 ~ 10 秒钟，然后逐渐伸直膝关节，两腿交替进行。重复练习 10 ~ 20 次。

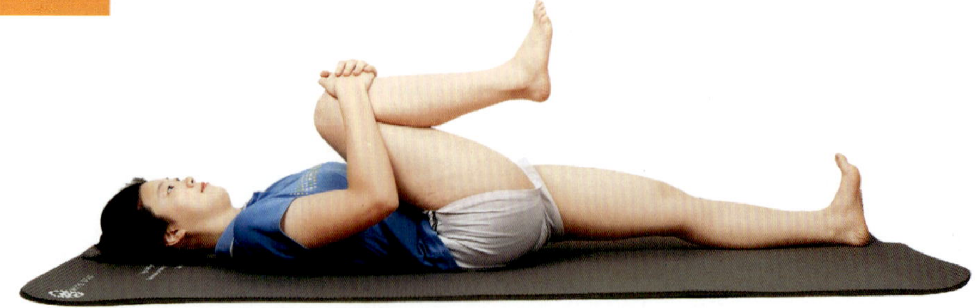

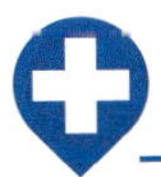

膝关节劳损 恢复锻炼

任何运动，在不合理的方式下进行，都会带来损伤。在运动中，膝关节的承重大，如果不多加注意，很容易造成劳损和伤害。预防是一个很关键的方面，但对于已经受伤的膝关节，我们应该如何用运动来修复呢？腿部韧带的拉伸能帮助膝关节恢复，拉伸练习可帮助放松紧张的肌肉。一般每种拉伸要保持 20~30 秒不动，每天进行 2 ~ 3 组，每周做 6 ~ 7 天。

· 拉伸锻炼动作 ·

第1招 半蹲墙根

背部靠墙，双脚位于身前 45 ~ 60 厘米，慢慢地弯曲膝盖至膝关节屈曲小于 90°，保持膝盖不超过脚趾，保持一段时间后伸直膝盖。为了锻炼大腿内侧，可以在膝盖之间夹一个球。

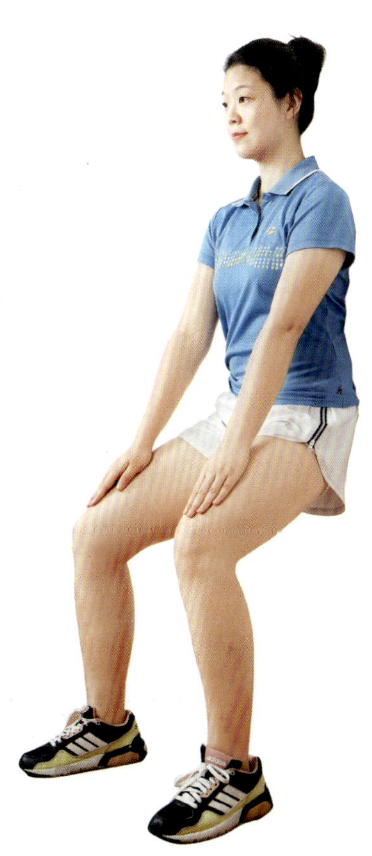

双脚并拢，膝关节弯曲 90°，侧卧。将上面一条腿的膝盖缓慢向上举起，直到膝盖分离一掌宽，保持一段时间，缓慢放下。注意脚不要动，也不要把臀部翻倒平躺。

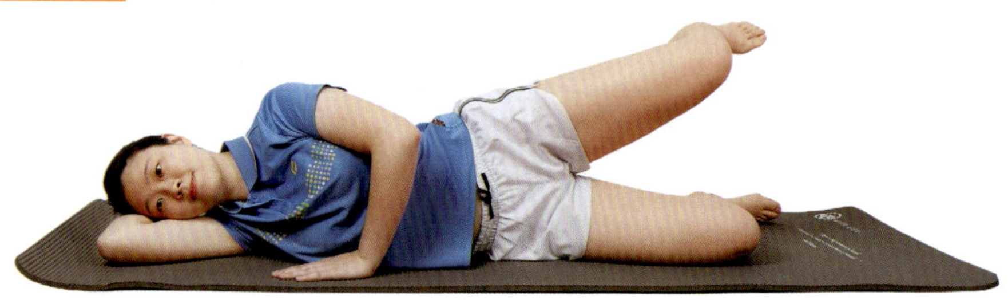

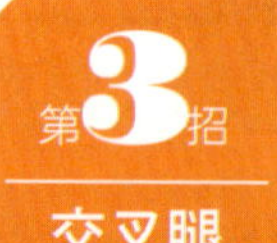

平躺，伤腿跨在另外一条腿上面。用和伤腿相对的手向肩膀方向拉伤腿膝盖，保持脚平放在地上，直到感觉臀部外侧被拉伸。

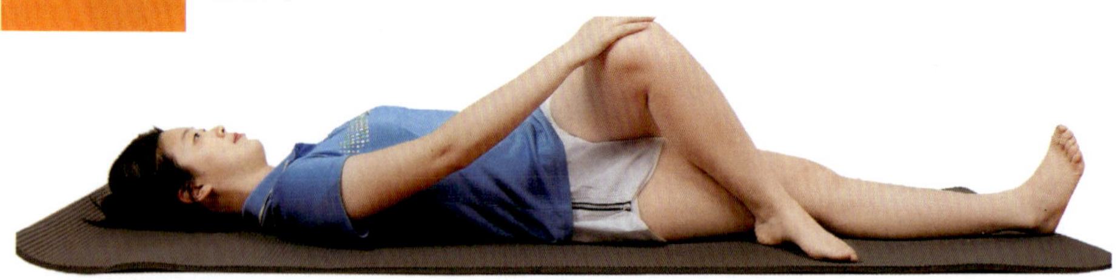

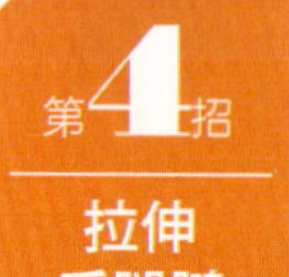

坐在垫子上，一腿伸直，一腿举起，大腿和臀部成 90°。缓慢伸直举起腿，直到感觉大腿后侧被拉伸。保持 5 秒，放下，做 10~15 组。

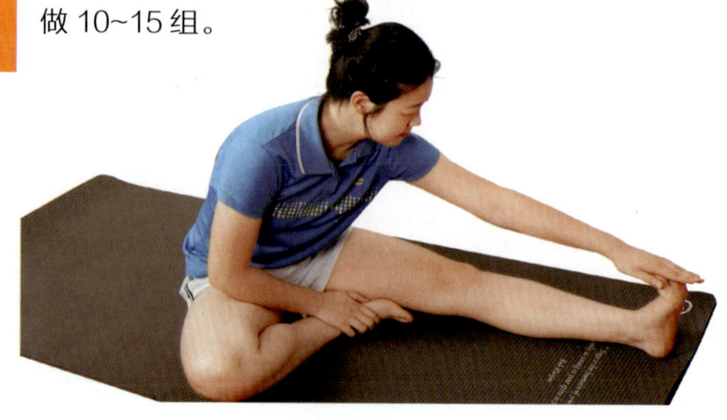

站直，把一只脚向后放在椅子或桌子上，大腿保持正直。收臀向前，感到大腿前侧被拉伸。不要前倾，也不要扭曲臀部。

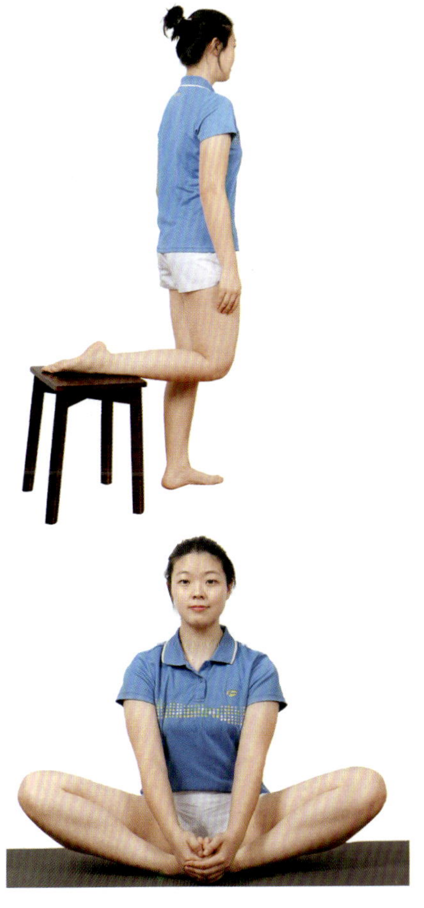

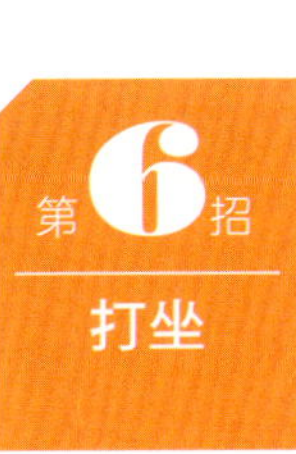

正直坐下，膝盖弯曲。双脚脚底正对，把膝盖往下压，直到感到大腿内侧被拉伸。不要前倾。

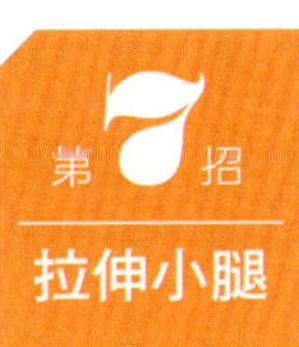

双脚正对墙，双腿前后开立，双手扶墙。脚跟着地，后面一条腿伸直。慢慢弯曲前面一条腿的膝盖，直到感觉后面一条腿的小腿被拉伸。

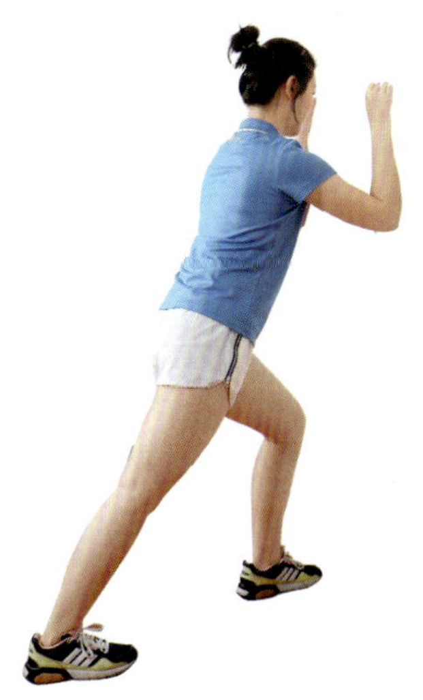

• 膝盖外侧髂胫束炎治疗 •

√ 半蹲墙根
√ 侧卧抬腿
√ 拉伸后腿腱
√ 拉伸小腿
√ 交叉腿

• 膝盖周围前膝盖疼痛治疗方法 •

√ 半蹲墙根
√ 拉伸火腿腱
√ 侧卧抬腿
√ 拉伸小腿
√ 鹤立

• 膝盖上方四头肌腱炎治疗方法 •

√ 鹤立
√ 拉伸小腿
√ 拉伸后腿腱

• 膝盖下方髌腱炎治疗方法 •

√ 鹤立
√ 拉伸小腿
√ 拉伸后腿腱

• 膝盖上方或上胫骨内侧滑囊炎治疗方法 •

√ 鹤立
√ 打坐
√ 拉伸后腿腱
√ 拉伸小腿

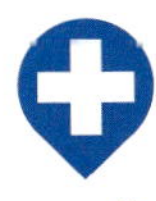

走路脚跟痛？不可忽视的跟痛症

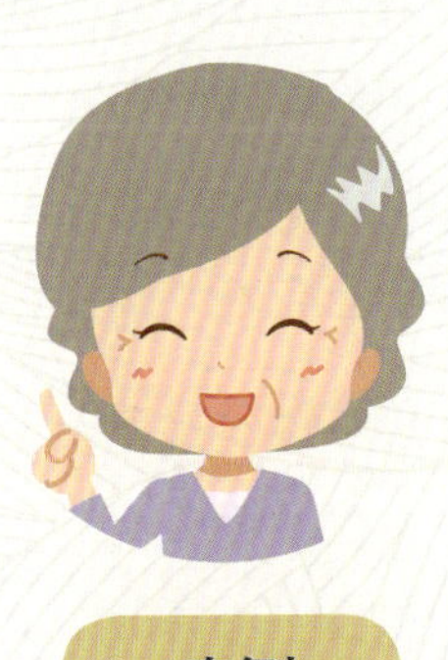

病例

杨阿姨今年60岁了，退休在家，身材有点发福，为了保持健康的身体，平时喜欢快走、跳跳广场舞什么的。可最近几天，不知道什么原因，她觉得自己右脚后跟隐隐作痛，一开始也没在意，以为睡一觉就好了，平时还是坚持锻炼。可是从昨天开始就痛得更厉害了，甚至走路都觉得脚后跟钻心地痛。来门诊时，她满面愁容，觉得自己以后再也跳不了广场舞了。

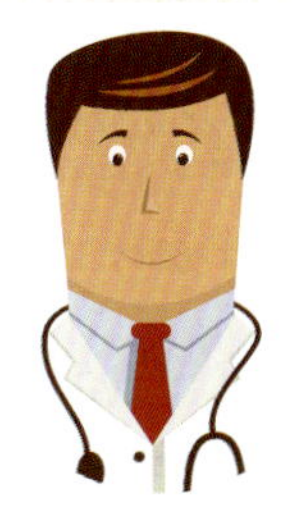

许教授解答

拍X线片检查后，我们发现她的足跟处有一个很明显的骨质增生（俗称“骨刺”），按压着痛，结合详细了解病史及查体，我们诊断她应该是得了“跟痛症”！

·跟痛症到底是何方神圣·

跟痛症其实不是单纯的一种疾病，而是由一系列疾病引起的以足跟疼痛为主要症状的一组症候群，其中包含了跟骨下脂肪垫炎、跟腱止点周围炎、跖腱膜炎等。

它最主要的特点是足跟部疼痛、走路困难。早晨起床时，或者刚起身开始走路时会出现疼痛，活动一下疼痛会减轻，走多了又会更加疼痛。此外，像跑步、跳广场舞这些需要大量活动到足部的运动都会加重疼痛，严重影响了患者朋友的生活质量。

·我们为什么会得跟痛症·

1 退行性改变

跟痛症多见于中老年人。随着年龄的增长，正常人体的各部位器官都会逐渐发生退变，足跟也不例外。足跟是人体承重最重要的一个支点，日复一日年复一年地使用，会发生退变、老化，足跟周围滑囊、肌腱、韧带、筋膜等结构都会磨损，形成无菌性炎症，导致跟痛症。

2 不恰当的鞋

你和跟痛症只差一双鞋的距离！细细观察，我们会发现，现在很多跳广场舞的阿姨都喜欢穿平底鞋，很多爱美女性特别喜欢穿高跟鞋。其实，跟痛症也特别青睐这类人。不恰当的鞋会导致整个足部力学失衡，增加了患跟痛症的概率。

3 慢性劳损

随着社会的发展，我们的健康意识也在增强。全国范围内各种马拉松赛层出不穷，每逢这个时候，跟痛症患者也会徒增，其中很多都是“半马”“全马”的疯狂爱好者，虽然已经是老手了，但仍然避免不了跟痛症。其实，长期的慢性劳损，对跟腱来讲是一个极大负担。过度的使用会促使跟骨、肌腱、筋膜、滑囊等提前出现老化，产生跟痛症。

4 肥胖

很多肥胖的人都喜欢用快走的方式来减肥，特别是现在各种社交计步软件上都有排名，朋友圈也适合晒自己“丰硕”的成果，这些都大大提升了减肥者的积极性，1 万步，2 万步，不断地往上加，排名也在嗖嗖往上走。但很多人往往体重还没降下来，足跟倒是先痛起来。其实，你的足跟在肥胖的体重下早已被压得“喘不过气”了。

·哪些人容易得跟痛症·

1 中老年人

中老年人，经过了数十年的站立、行走，整个跟骨、足踝关节早已发生了退变。此时跟骨周围肌腱、韧带的弹性、韧性下降，跟垫变薄、骨质增生，滑囊退变。稍微加大活动，就容易出现跟痛症。

2 肥胖人群

肥胖人群，体重过重，加大了对足跟的压力。长时间行走、不当的活动方式都会加快足跟磨损，引发无菌性炎症，发展为跟痛症。

3 女性朋友

研究显示，女性跟痛症的发病率要远远高于男性，最主要的一个原因就是高跟鞋。长期穿高跟鞋会导致整个足踝处于一个非常不利的受力状态，跟骨、足底筋膜、各个肌腱都受力不均，容易诱发跟痛症。此外，夏天女性喜欢穿款式时尚的凉鞋，整个足部常常暴露在空调屋里寒凉的环境中，容易感受风寒，导致血运不畅，诱发跟痛症。

4 长跑运动员等足部活动量大的人群

很多长跑、竞走运动员都是跟痛症的高危人群，这类人每次活动时间长、活动量大，会造成跟骨周围软组织的慢性劳损。跟骨周围肌腱、韧带、筋膜血运较差，一旦有慢性损伤，修复比较慢，长此以往容易积累发展成跟痛症。

此外，长时间站立或走路的职业，比如售货员、保安等，以及天生就有扁平足、高弓足的人群也容易得跟痛症。

·跟痛症来了，我们该怎么办·

1 穿好鞋，才能走好路

正常人体站立或行走时，全身所有的重量都集中在双脚上，再由双脚将重力传导到地面。鞋的作用主要是帮助脚缓冲力量，如果穿得过硬，失去了缓冲作用，那脚就会很受伤。

此外，高跟鞋的出现可以说很大程度上打破了我们正常脚踝的受力平衡，鞋跟过高，重力线前移，时间久了，容易导致跟痛症、足底筋膜炎、腰椎间盘突出、骨盆前倾等。因此我们建议，平时最好穿具有很好缓冲作用的软底鞋，休闲运动时最好穿慢跑鞋、运动鞋。

2 避免不良锻炼方式

长跑、快走、久站、过量地跳广场舞，这些您都中招了吗？真正的锻炼并不是漫无目的地只管做做做，而是要讲究科学的方法，不锻炼、过量锻炼、错误方式的锻炼都不利于健康。

3 减重

控制良好的体重是一件终身的事业。和肥胖有关的疾病数不胜数，其中就包括跟痛症，减重势在必行。但是减重的时候要避免走进误区，控制饮食、瑜伽、游泳、骑行等都是不错的减重方式，又不会损伤跟骨。

4 改善足部血液循环

如果您不幸已经得了跟痛症，平时一定要注意足部的防寒保暖，避免将脚踝暴露在寒凉的环境中，每天可以用老姜水泡脚以促进足部血液循环。

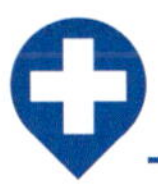

走出足跟痛的误区

·误区一：跟骨长骨刺就一定是跟痛症·

骨刺是老百姓熟悉的一个词，也是自然老化的一个现象，在绝大多数人眼里，已经把骨刺与跟痛症画上等号，认为跟痛症是骨刺“扎”的，也有一些报道说脚后跟疼是足跟长了骨刺。而事实上，在所有跟痛症的患者中，仅有 5% 的病人是长了骨刺，而 90% 的病人则是跖筋膜炎，另外有一部分病人是胫神经跟后支的问题。

·误区二：跟痛症，一定不能打封闭针·

其实，封闭针是骨科常用的一种治疗方法。大家都知道封闭针里含有少量激素，认为会上瘾，造成身体免疫力低下，于是纷纷表示恐惧和反感。其实封闭针远没有您想的那么可怕。封闭针里的激素含量非常少，且一般选用的都是短效型激素，对身体几乎没有危害，甚至在有些情况下还能起到绝佳的治疗效果。比如跟痛症，一般经过 1 ~ 2 次封闭治疗，配合上医生教给的锻炼，人部分患者朋友可以痊愈。当然，长期大剂量、长效激素的应用的确会造成身体抵抗力下降，疾病迁延不愈、反复发作，甚至会造成股骨头坏死。综上，应该以客观的角度来看待封闭针，不能全盘否定。

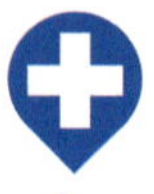

如何预防跟痛症

足跟痛虽然不是什么大病，但影响人们的行动和生活质量，中老年朋友应做好防护，远离足跟痛。

· 穿好 ·

外出宜穿宽松柔软、轻便舒适的鞋子，在家应穿富有弹性的拖鞋。买鞋时挑选质量合格的鞋，特别是运动鞋，鞋底要厚些、不能太软，鞋跟部要有一定的弧度以适应足跟的弧形，并应用软垫，如硅胶制成的跟骨垫，将后跟垫高，使脚掌受力点前移，减少足跟韧带的拉力，减轻摩擦，以保护足跟。

· 站好 ·

时刻注意不让足跟受到外力侵害，不让足跟过度疲劳。有的人由于工作需要，如售货员，每天站立的时间较长，则可以采取改变站姿的方法，防止韧带的某一部位长时间承受过大的力量。如果发现脚跟疼痛，就应该及时调整，充分休息。

· 动好 ·

坚持锻炼，适度参加适合自己的户外活动，如步行、慢跑或骑车，以增强局部血液循环，延缓足跟部周围组织的退行性改变，促进机体的新陈代谢，使骨的韧性增加。行动不方便者，每天可做足部肌肉的收缩锻炼，以增强足底肌的肌力，减缓韧带的退化。

· 吃好 ·

中老年人应进食含有充足钙质的食品，如虾皮、海带、紫菜、酥鱼、海藻、芝麻酱、动物骨头汤；以及含维生素 C 丰富的食物，如新鲜的蔬菜和水果；多喝牛奶、豆浆，并不时地晒晒太阳，防止骨质疏松和跟骨骨刺生成。较胖的人更容易患足跟痛，因此应合理膳食、适当运动，尽量保持不超重。

· 中医按摩 ·

出现足跟痛时不必紧张，中医按摩可有效缓解足跟痛。

√ 于温水浴足后，用圆钝的按摩棒或食指关节反复按揉、推顶足跟部压痛点，力量由轻到重，以能够忍受为度。推顶方向为先向足趾方向推，再反方向推。

√ 用拇指指腹按揉足心部，并向足趾方向做推法6～8次。

√ 按揉涌泉穴，依次牵拉各足趾。尽量使脚趾向背伸，这样可以牵拉跖筋膜。或抬起足跟，足趾着地蹲一会儿，也可达到同样效果。

√ 拿揉、提捏小腿肚及跟腱。用拇指和其余四指对合用力上下反复拿捏小腿肚和跟腱，用拇指和食指对捏并按揉踝尖后、跟腱前的内外凹陷处。还可以找个高尔夫球踏在脚下，取坐位，在脚心与足跟间慢慢滚揉。

· 红花活络酒外搽 ·

取白酒 500 毫升，紫草 9 克，赤芍、当归各 9 克，红花 15 克。将所有药材放入白酒里浸泡，密封放 7 天，去渣剩药酒。用药酒按摩足跟部。

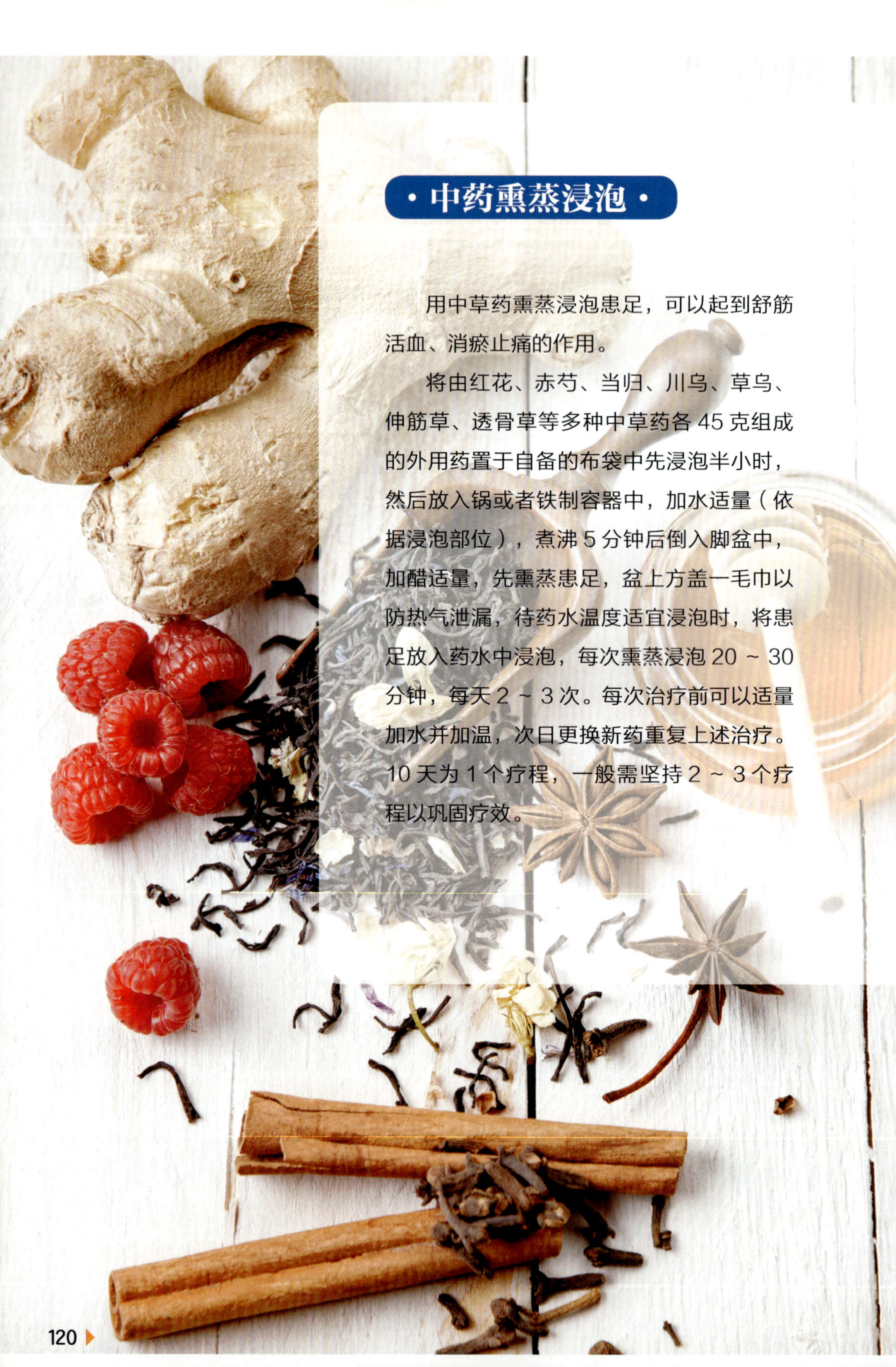

·中药熏蒸浸泡·

用中草药熏蒸浸泡患足，可以起到舒筋活血、消瘀止痛的作用。

将由红花、赤芍、当归、川乌、草乌、伸筋草、透骨草等多种中草药各 45 克组成的外用药置于自备的布袋中先浸泡半小时，然后放入锅或者铁制容器中，加水适量（依据浸泡部位），煮沸 5 分钟后倒入脚盆中，加醋适量，先熏蒸患足，盆上方盖一毛巾以防热气泄漏，待药水温度适宜浸泡时，将患足放入药水中浸泡，每次熏蒸浸泡 20 ~ 30 分钟，每天 2 ~ 3 次。每次治疗前可以适量加水并加温，次日更换新药重复上述治疗。10 天为 1 个疗程，一般需坚持 2 ~ 3 个疗程以巩固疗效。

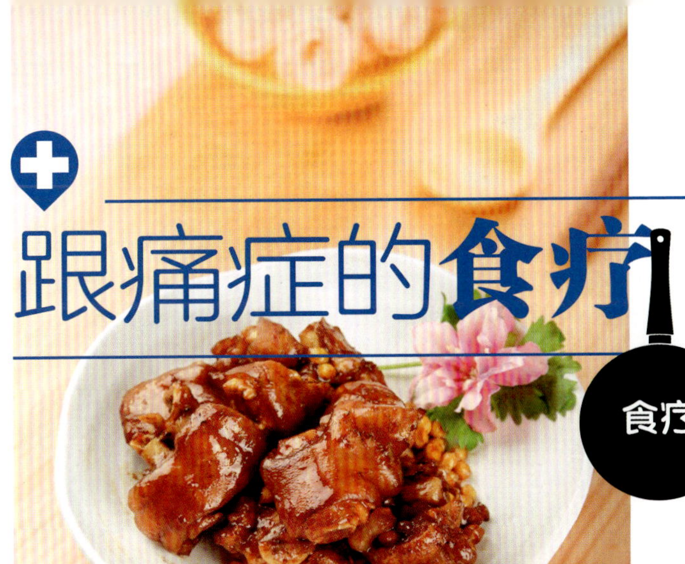

黄豆焖猪蹄

材料： 猪蹄块 400 克，水发黄豆 230 克，八角、桂皮、香叶、姜片各少许。

调料： 盐、鸡粉各 2 克，生抽 6 毫升，老抽 3 毫升，料酒、水淀粉、食用油各适量。

做法：

①锅中注入清水烧开，倒入洗净的猪蹄块，加入料酒，汆去血水，捞出沥干。

②油爆姜片，倒入猪蹄炒匀，加入老抽，炒匀上色，放入八角、桂皮、香叶，炒出香味，注入清水至没过食材，用中火焖约 20 分钟。

③倒入洗净的黄豆，加盐、鸡粉，淋入生抽，拌匀，煮约 40 分钟至食材熟透。

④拣出桂皮、八角、香叶、姜片，倒入适量水淀粉，用大火收汁即可。

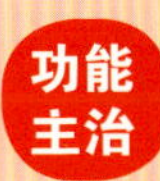

益精血、壮筋骨。适用于慢性劳损所致的足跟痛。

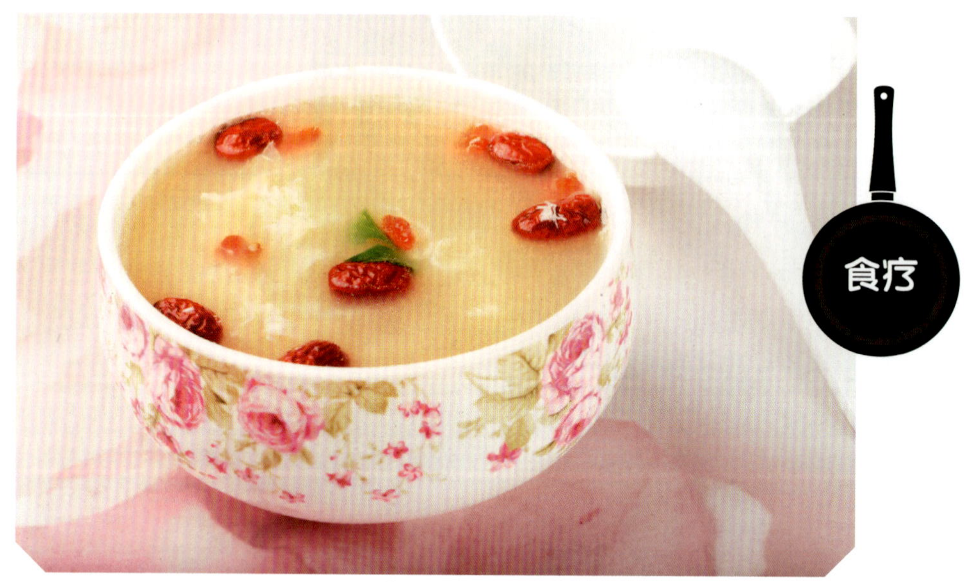

枸杞首乌鸡蛋大枣

材料： 枸杞 8 克，红枣 15 克，首乌 10 克，鸡蛋 2 个。

调料： 盐 2 克，芝麻油 2 毫升。

做法：

①将鸡蛋打入碗中，打散调匀，备用。

②锅中注入清水烧开，放入洗净的首乌，用小火煮 20 分钟，至其析出有效成分，将首乌捞出。

③加入洗好的红枣、枸杞，用小火再煮 10 分钟，至其熟软。

④放入盐，拌匀调味，倒入蛋液，搅拌均匀，淋入芝麻油，搅拌一会儿即可。

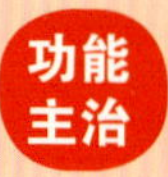

补肝肾、强筋骨。适用于肝肾亏虚所致的精力不济、疲劳乏力、足跟痛等症。

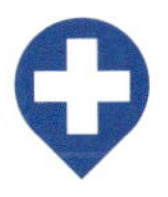

足部 功能锻炼

跟痛症的主要病变部位在骨、在筋、在肉，筋肉不给力，骨头将会很受伤。因此，在跟痛症的康复过程中，加强足部肌肉组织的锻炼十分重要。下面，我们将具体讲述一下跟痛症的锻炼方法。

伸展时，坐在地面或椅子上，用手抓住脚趾向上向后牵拉，直到感觉足底抻开感到舒服，维持该姿势15～30秒钟，然后放松。重复该动作5次为一组，每天进行3组训练。

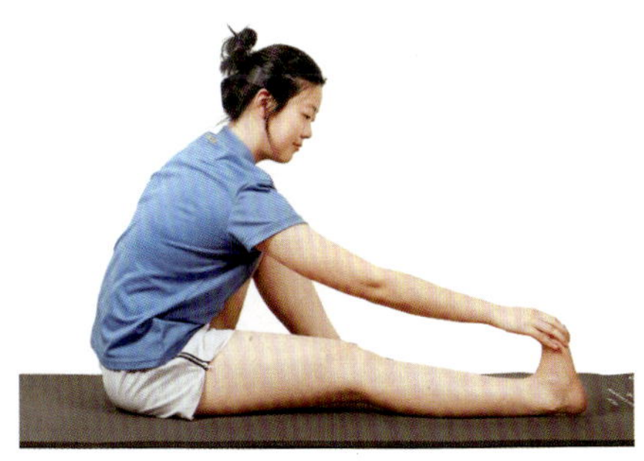

第2招 滚网球训练

使用网球或者粗棍子作为辅助。练习时患脚赤脚踩在有轻度弧度的网球上，前后来回滚动，动作要慢，让足底充分舒展，每次3～5分钟。可以通过增加踩下去的力量，加强训练难度。

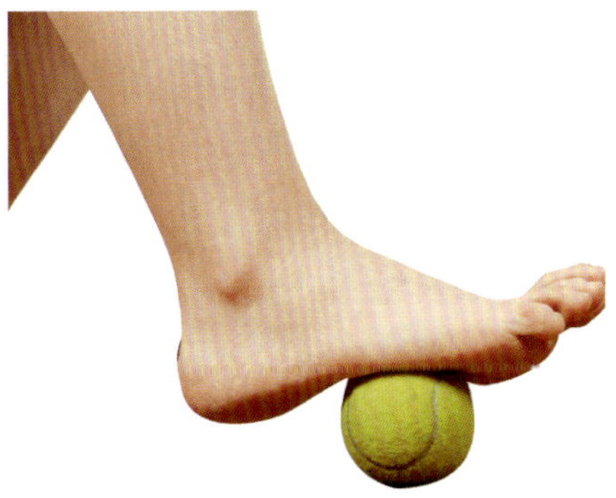

坐在床上，将患腿伸向前方。将一块毛巾（亦可使用弹性训练带）套在脚上，往身体方向牵拉脚趾，保持膝关节伸直，能够感到小腿后方有牵拉感，整个足底被充分拉开。保持该动作15 ~ 30 秒，然后放松。重复 3 次。整个牵拉过程要轻要慢，避免发生疼痛。如果毛巾伸展能比较容易完成，可以开始站立位腓肠肌伸展训练。

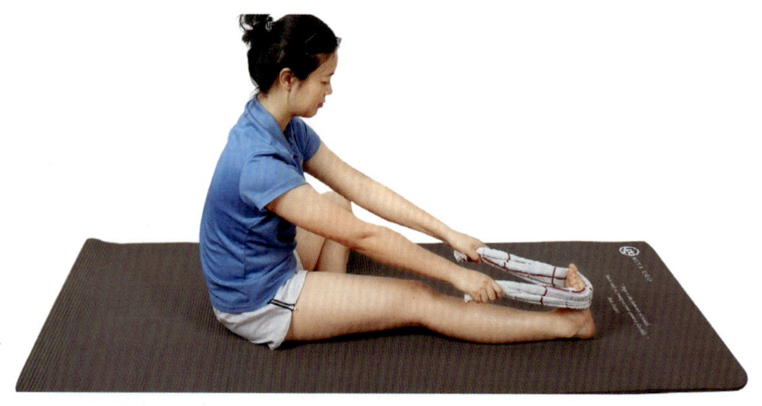

面对墙站立，将患腿尽量向后伸，双臂前举扶墙至与肩水平。前腿膝盖稍弯曲，身体前倾。过程中保持后腿伸直，脚跟尽量不离地。当感到小腿后有牵拉感时，维持 20 ~ 30 秒钟。当没有紧张牵拉感时，可以增加前倾程度，直到小腿后紧张感出现为止。每组 3 次，每天 3 ~ 5 组。

第5招 台阶伸展训练

双脚站立在台阶边缘，脚跟离开。台阶两侧最好有扶手支撑物保护。将脚跟向下压低，直到小腿后方有牵拉感。维持 15 ~ 20 秒钟，每组 3 次，每天 3 ~ 5 组。整个过程缓慢、轻柔地进行，不要过度。

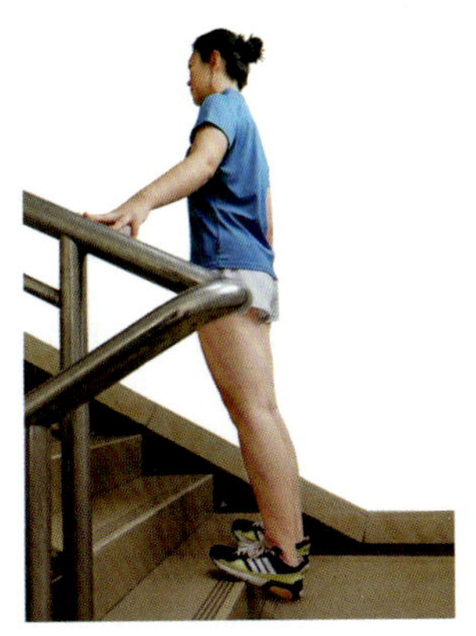

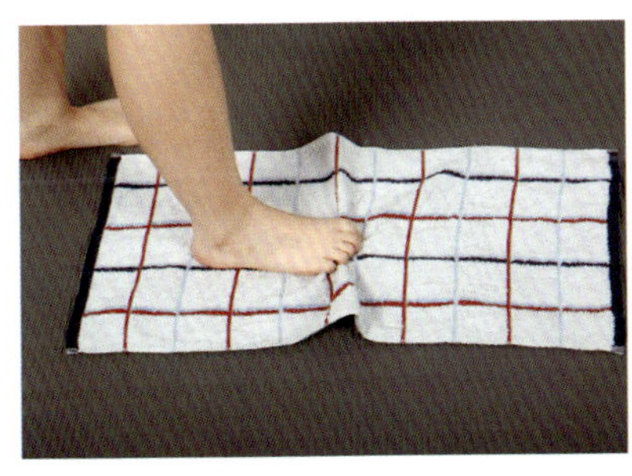

第6招 抓毛巾训练

将一块毛巾放在地面上，患脚平放于毛巾上，脚后跟着地，用脚趾不断地抓住毛巾，然后放开。每组 10 ~ 20 次。

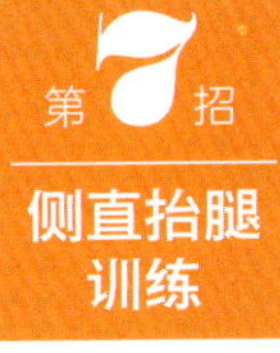

第7招 侧直抬腿训练

侧卧，身体平直，向上抬高患腿，一般至少 20 厘米。每次保持高抬状态 5 秒钟，然后放松到起始位，短暂休息。每组 10 次，每天 3 组。当能够轻松、无不适时，可以增加训练至每组 20 次。

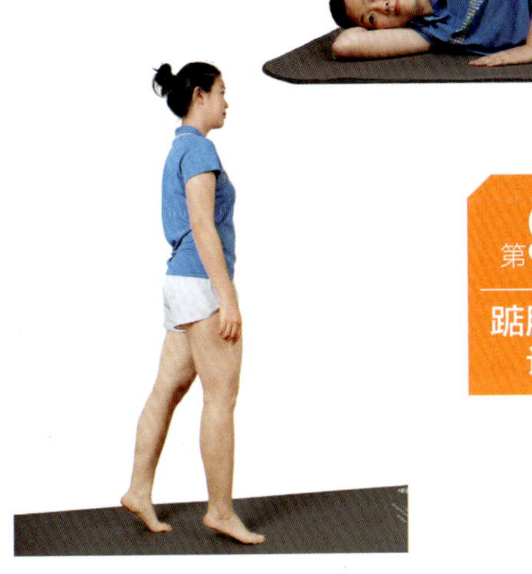

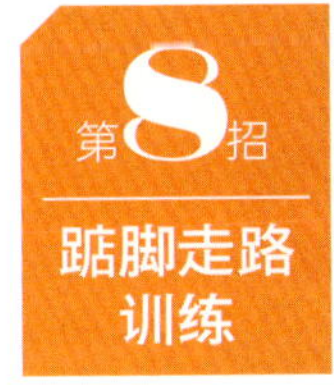

第8招 踮脚走路训练

踮起脚尖，缓慢向前行走。在走下一步前，先控制好身体平衡。开始时，每次 10 ~ 15 步，然后逐渐增加行走距离和时间。

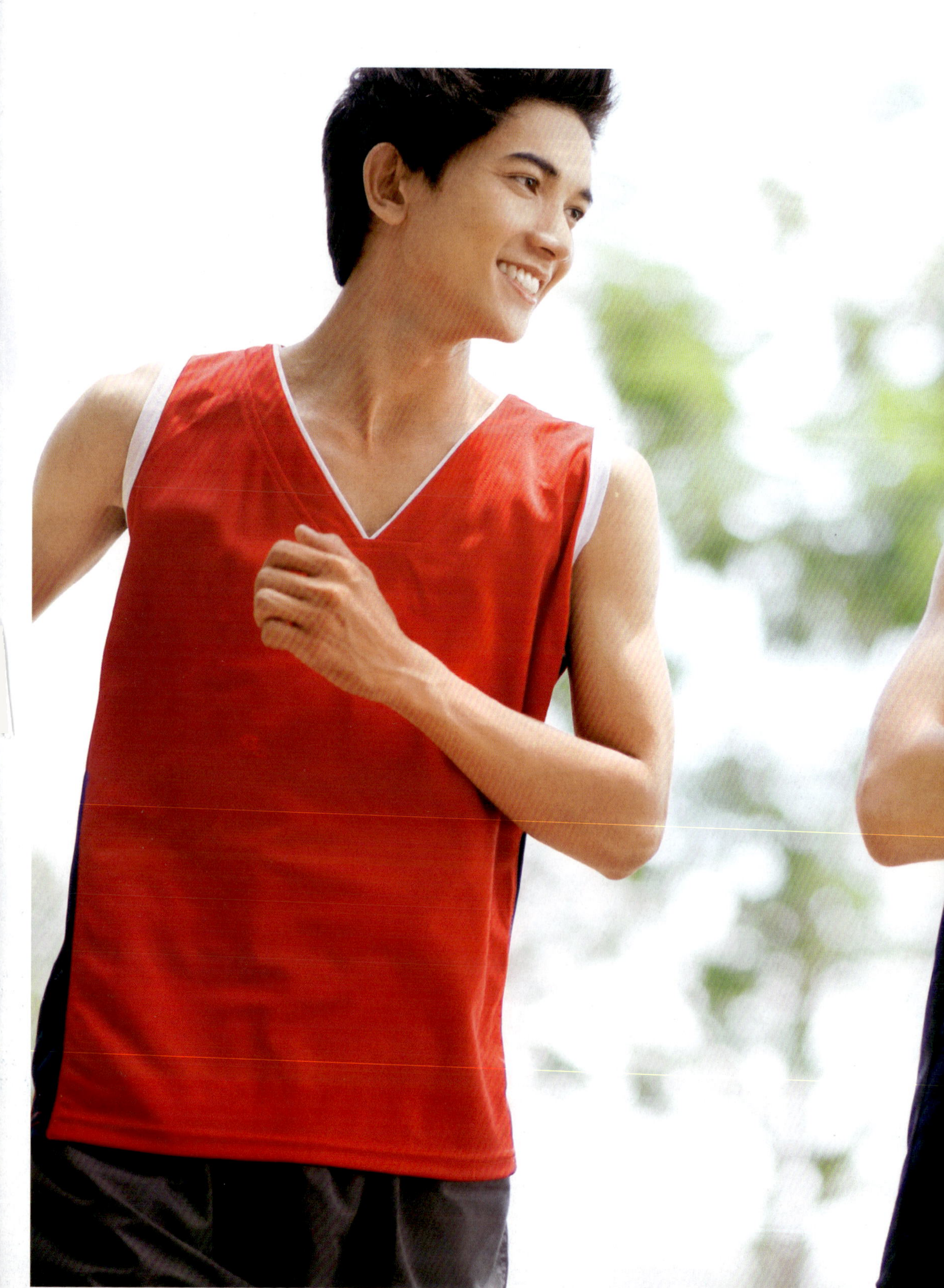

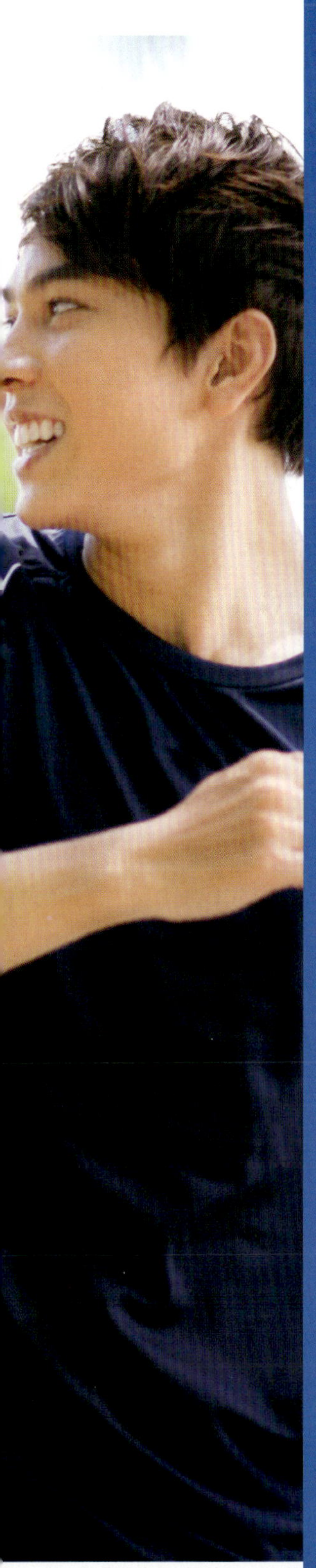

骨质增生和骨质疏松

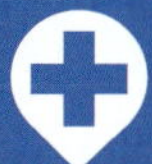

骨质增生是指关节的四周及表面、椎骨周边、骨密度增长或突出骨小梁的突然增长，又被称为骨刺。骨质疏松症是一种全身性疾病，以骨矿物质含量低下、骨结构破坏、骨强度降低、易发生骨折为主要特征。很多患者会出现一些看似矛盾的现象：骨质增生患者常有一定程度的骨质疏松，骨质疏松症往往是缺钙引起的，但有一些患者血钙反而升高。这一章，我们就来解读骨质增生和骨质疏松之谜。

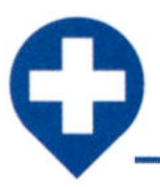

快速了解 骨质增生

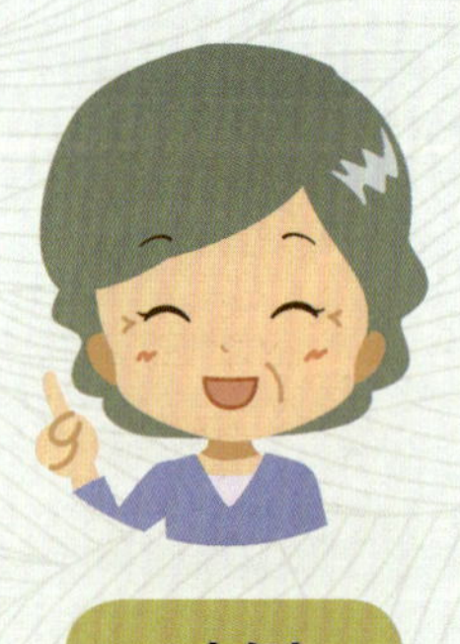

病例

吴女士今年 47 岁，来医院就诊的时候说最近腰痛，阴雨天气或者休息不好疼痛会加重，做了腰椎的 X 线片后提示腰椎多节段的骨质增生，片子上可以看到明显的“骨刺”。看到检查报告后，吴女士很担心：自己还未到 50 岁，怎么会骨质增生呢？

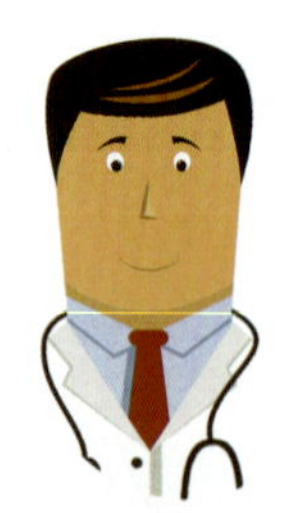

许教授解答

其实很多人都像吴女士一样，谈“刺”色变，这个疑问想必困扰着很多人，有些人还很年轻，却被告知得了骨质增生。那么骨质增生的真实面目究竟是什么？它会引起严重后果吗？我们通过下文来揭开骨质增生的神秘面纱。

·骨质增生到底是什么·

骨质增生俗称“骨刺”或“骨赘”，字面意思就是从正常的骨头多长出来一部分，属于骨关节退化过程中的一种现象。它是由于关节因外力或结构等种种原因造成骨的磨损、破坏，促使骨头本身进行修补所形成的硬化与增生。骨刺一般发生在骨骼、关节的边缘、末端，也就是 X 线片上经常看到的骨赘。

・哪些因素可能导致骨质增生・

1 姿势错误

很多年轻人在工作、学习的时候使用不正确的姿势，且长时间保持没去纠正，这就很容易诱发腰椎骨质增生。此外，很多人在选择床垫的时候喜欢柔软的，再加上错误的睡姿，患上腰椎骨质增生的概率就会大大增加。

此外，喜欢躺在沙发上玩手机、看电视，睡觉时喜欢垫上过高或过低枕头的人，都容易诱发颈椎骨质增生。

2 创伤病史

年轻时如果有过腰椎外伤，随着年龄的增长，其发生腰椎骨质增生的概率也会比腰部没有外伤的人更高。

与其他部位相比，颈椎受到损伤的概率较大，颈椎周边软组织的肿胀、韧带劳损、椎间盘受损等病理改变会逐渐导致颈椎部位的骨质增生，从而引发相关的症状。

3 劳损原因

长期从事较重的体力劳动引发反复的劳动损伤，或者过量的剧烈运动，都会给颈肩腰等带来不利的影响，加上环境、生活方式等各种不良因素的长期刺激，都会加速退变。因此，日常生活要注重对自己颈肩腰部的保护，养成良好的生活方式，能减慢退变速度。

4 风寒湿诱因

外部环境对身体有很大的影响，当人处于风寒或潮湿环境中的时候，机体对疼痛的耐受力会降低，软组织血循环受阻、淋巴回流速度减慢、小血管持续性收缩以及肌肉发生痉挛，容易引起无菌性炎症的发生。

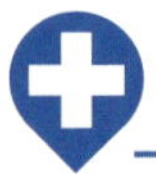

骨刺的“是”与“非”

·关节骨刺是不是越磨越好？·

有些人认为长了骨刺是多余的，会越磨越好，关节疼痛也会减轻。听信了这一言论，很多老人开始进行暴走、长跑、爬山、上下楼梯等运动，希望这些强度的锻炼可以用来“磨掉”骨刺。

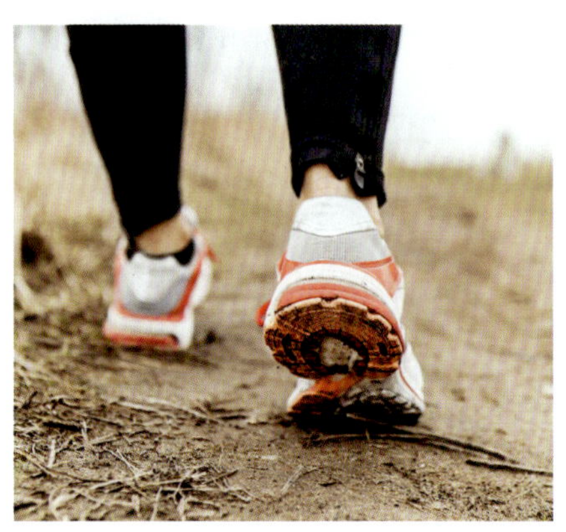

但过多不恰当的运动非但没有“磨掉”骨刺，反而加重病情，正常的软骨和骨头也被“磨”掉了，严重的甚至会造成骨缺损，对日后的康复和手术治疗造成了很大的麻烦。

·关节肿痛是骨刺“刺扎”引起的吗？·

一些人望文生义，以为骨刺是骨端如铁钉、竹刺样物深深地扎入组织，这是错误的。只有当骨质增生长期刺激周围神经和血管，在骨刺周围产生了无菌性炎症，才会引起疼痛等症状。

骨质增生是骨质老化的一种自然现象，就像随着年龄的增长，皮肤皱纹会增多一样。它的本质是人体生理功能上的代偿功能，是人体为了适应力的变化而产生的一种自我保护反应，在不引起疼痛的情况下不必为此过于担忧，如果出现疼痛等症状，需要咨询专业的医生，对症处理。

• 醋和药物等能否消除关节骨刺？ •

骨刺与正常的骨组织一样不能被醋和药物等消除。

治疗骨质增生的目的一般也不是为了消除骨刺，因为骨质增生从某种意义上讲是一种保护性的反应，是一种修复现象。事实上，骨质增生与疼痛没有明显关系，疼痛的主要原因是关节周围发生了无菌性炎症，炎症刺激导致关节疼痛，同时骨膜在炎症的刺激下出现增厚、渗出。所以有的骨关节炎病人除了关节痛之外，还会有关节肿胀、关节腔积液。当然，骨刺越多，也一定程度上说明软骨破坏越严重，但是当炎症控制后，疼痛也就缓解了。这就容易理解为什么有些病人 X 线片上骨质增生很明显却没有关节疼痛，而有的病人骨质增生不厉害却疼痛得厉害。

如果骨刺情况不严重，引起的症状较轻，那么它所带来的疼痛感可以通过理疗、体疗、药物以及关节注射来缓解。但是如果骨刺比较严重，有明显的疼痛和功能受限，药物干预无效的情况下可以通过选择合适的手术方式来解决问题。

• 骨质增生可以补钙吗？ •

骨质增生在某种程度上也是一种钙缺乏性疾病，是机体对骨质疏松的一种代偿，本应进入骨骼内部的钙沉积修补在某些受力最大的骨面上，如颈椎、腰椎、足跟骨等，从而形成骨刺。所以在临床上，骨质疏松与骨质增生往往是同时存在的。

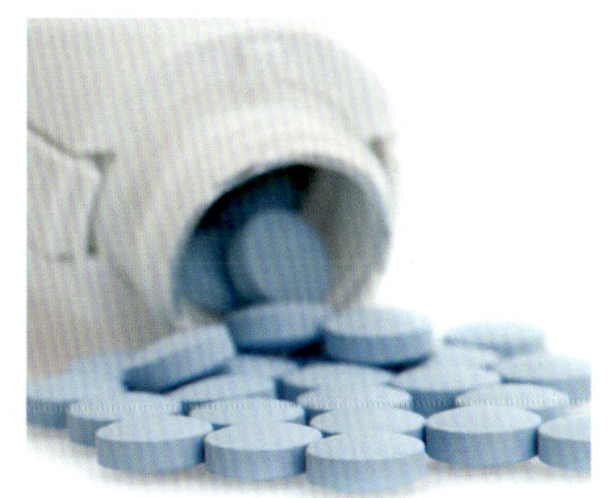

经常同时折磨中老年朋友的骨质疏松和骨质增生是因为机体缺钙引起的一对孪生骨病。骨质增生可以补充钙质，这不会加重骨刺生长。平时就要注意平衡膳食，加强运动锻炼，特别要注意户外活动，多晒太阳，增强骨强度和韧性，从而预防或延缓骨质增生的发生。

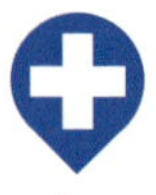

如何预防骨质增生

・保持适宜的体重・

体重超标加重了机体负重关节的负荷，使得关节软骨过度受损，引起骨刺；体重增加的同时，关节周围的肌肉、韧带等维持关节稳定的组织并没有增加，关节的稳定性减弱，在活动时关节容易发生拉伤、扭伤等。这些都是诱发骨刺的因素。减轻体重能够有效预防骨质增生的出现。

・及时治疗关节疾病・

骨质增生引起关节出现疼痛不适感，要及时前往医院就诊，以免病情迁延，为以后的治疗带来不必要的麻烦，更不可以随意听信保健广告，自行服用一些标识不明的药物。

・注意工作、学习时的姿势・

骨质增生以活动范围大的颈腰椎多见，为了预防颈腰椎的骨质增生，在工作和学习的时候一定要注意保持正确的坐姿，肩部放松，保持最自然的姿势。具体做法是：保持自然的端坐位，臀部和背部要充分接触椅面；双肩后展，两肩连线与桌沿平行；让脊柱保持正直；目光要平视电脑屏幕，尽量不要低头；还应该时不时站起来走动，活动一下颈腰部，使肌肉放松。

・选用合适的鞋子和护具，减少关节压力・

对于足跟或膝盖的骨刺，可以适当使用护具和正确的鞋子或矫形鞋垫，来对关节起到稳定和缓冲压力的作用。

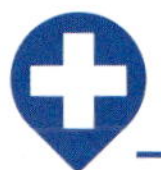

骨质增生与运动

导致骨质增生的一个重要诱因就是长时间、过量且剧烈的体育运动。长时间过量的剧烈运动会使得人体骨骼与骨骼周边的软组织遭受过量的牵扯，因而引起机体局部的肌肉、筋膜、韧带以及骨骼等出现损伤，诱发骨质增生。

适量的运动锻炼不仅可以保持脊柱、膝、踝关节的灵活性，减少骨刺对周围软组织的干扰，还可以使骨刺周围的软组织尽快适应骨刺的局部刺激，从而减少机体的不适和疼痛。因此，长骨刺以后的运动不仅可行，而且是必要的。不过运动不宜过于剧烈，打太极拳、骑自行车、游泳等较适宜。运动量的大小因人而异，以运动后关节的疼痛和肿胀不加重为度。

运动可以随时随地开展，不能因为场地的限制和自己的惰性而忽视。如长时间办公的白领，每间隔半小时可进行蹲立运动，这有利于消除疲劳，缓解关节周围韧带、肌腱、筋膜的紧张状态。另外，人在坐着的时候，脊柱所受的压力要比站着和躺着高许多，休息间可以换换姿势，活动一下身体，平时应该多以反向运动为主，如仰泳、后仰投篮，这类运动有助于改善颈腰部的血液循环，促进炎症消退、解除肌肉痉挛、缓解颈腰背部的酸痛。

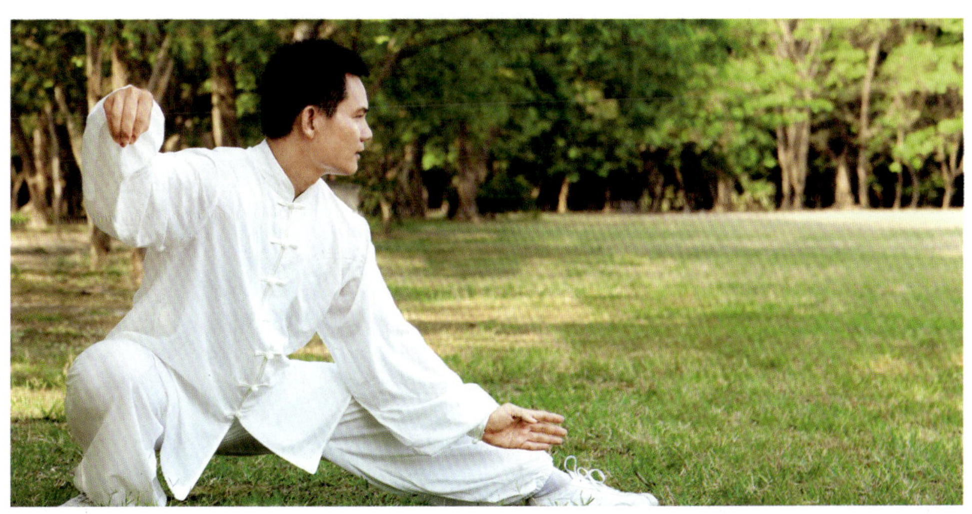

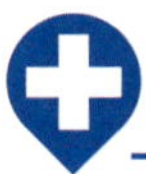

骨质疏松症的**真面目**

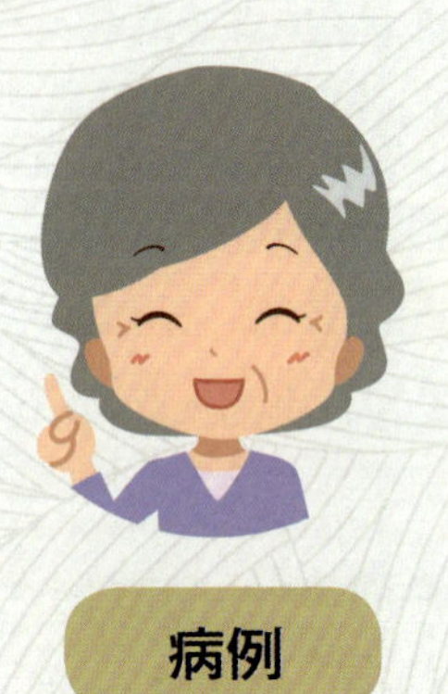

病例

张先生今年73岁，平时身体非常好，每件事情都要亲力亲为，每天早晨和傍晚喜欢出去散散步。前段时间，张先生过马路的时候被汽车的鸣笛声吓到了，跑开的时候整个人重心失衡，双脚打叉摔倒在了地上。张先生当时觉得没有大碍，被人搀扶回家后，躺在床上休息了一下。后来发现越来越痛，才在家人的陪伴下前往医院就诊。经过一系列检查后，被确诊为股骨颈骨折，而导致骨折的主要原因就是骨质疏松。

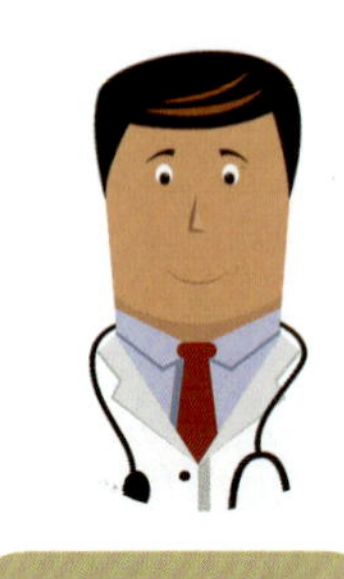

许教授解答

骨质疏松症是由于多种原因导致的骨密度和骨质量的下降，表现为骨矿物含量减少、骨骼微细结构破坏、骨折危险性明显增加的一种临床现象。骨质疏松症可分为原发性和继发性两大类：原发性骨质疏松症患者多为中老年人，一般女性多于男性，绝经后的妇女比较容易患上此病。因骨质疏松而引起的老年人骨折，后果非常严重，有可能会造成终身瘫痪在床，给家庭、子女带来负担的同时，老人的生活质量也会大大下降。而继发性骨质疏松症常由其他导致代谢异常的疾病所引起。

骨质疏松是一个渐进的过程，一开始人会特别容易出现疲软无力、出虚汗或全身骨骼疼痛、腰酸、腿痛、睡觉时小腿肚抽筋等症状；严重的时候，做坐起、躺下或翻身等改变体位的动作都非常困难，并且会感觉到疼痛难忍。

·谁是骨质疏松的“凶手”·

1 骨质疏松与遗传

研究结果表明，骨质疏松与遗传有着密切的联系。据了解，骨密度与维生素 D 受体基因型的多态性密切相关，而骨密度则是骨质疏松程度的一个重要参考指标。年轻时骨密度的峰值、之后的骨质丢失速度以及骨质疏松的形成均受遗传因素的影响。当年轻时骨密度峰值相对较低、骨丢失较快时，骨质疏松的发生率也较高，家庭中其他成员患骨质疏松的概率也升高。

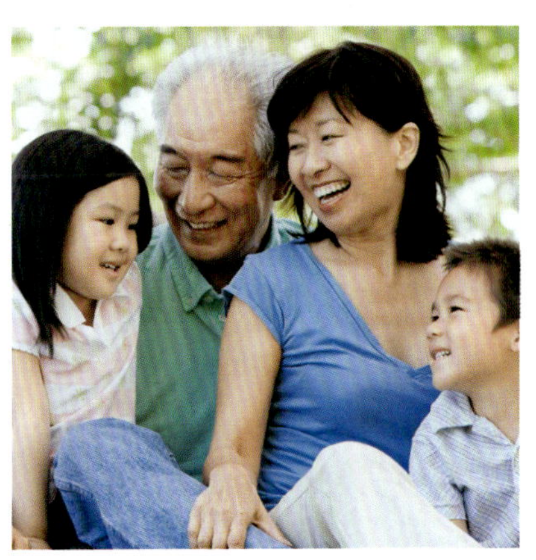

2 内分泌状态

内分泌改变是造成骨质疏松的另一个重要因素。随着年龄的增长，钙调节激素的分泌失调加剧，致使中老年人的性激素分泌开始减少，而性激素的水平降低导致骨代谢紊乱，以致骨质疏松发生。

据相关研究，雌激素有拮抗甲状旁腺激素的作用，可以减少骨钙的吸收。进入绝经期的妇女，其雌性激素水平明显下降，骨钙的丢失与雌性激素的下降有关。所以，进入绝经期的妇女要多吃大豆以及大豆制品，提高雌激素水平，以预防骨质疏松的发生。

男子发生骨质疏松也和内分泌的改变有关。研究表明，睾酮缺乏会引起破骨细胞活性增强，从而导致钙流失。此外，它还会导致有活性的维生素 D 合成受损，维生素 D 减少，钙的吸收也会减少，从而使得骨质疏松的发生概率增加。

3 饮食与营养

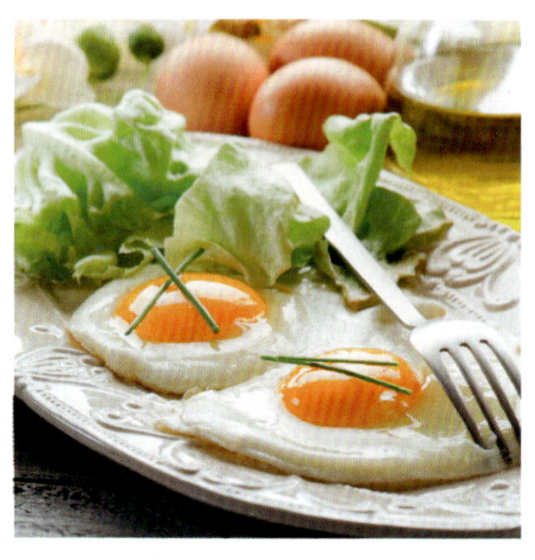

骨质疏松的发生与平时的饮食有十分密切的关系，不合理的膳食结构也容易引发骨质疏松。

首先，蛋白质摄入过多或不足会影响骨钙的代谢。如果身体长期缺乏蛋白质，就会出现新骨生长过程中因为营养不足而导致的骨量和骨强度下降；但过犹不及，如果摄入的蛋白质过多，就会导致骨钙通过尿液排出增加，从而得不偿失。

其次，缺钙也会导致骨质疏松。成年人每天应该摄入 800 毫克左右的钙质，老年人和孕妇每天的需求量会相应增加，老年人一天大约需要 1000 毫克钙质，而孕妇每天摄入的钙质不应少于 1500 毫克。

饮食中食用盐过量，也会导致钙质流失过多，最终引发骨质疏松。如果每天摄取盐量不高于 0.5 克，那么尿中的钙量会保持不变；如果每天摄盐量高于 5 克，则尿中的钙量会有明显的增加。

4 生活方式

调查研究显示，生活习惯对骨质健康有重要的影响。

经常喝咖啡、饮料、浓茶，会对骨骼健康造成很大的影响。这主要是因为咖啡、浓茶等降低了人体对钙的吸收，加快了钙质的流失。

此外，缺乏运动也不利于骨骼健康。运动有利于钙的吸收，可以帮助增加骨密度。

因此大家应该选择健康的生活方式，多做运动，少喝饮料、咖啡，养成早睡早起的好习惯，多去户外接受适量的日光照射，让自己的身体和骨骼都更加健康。

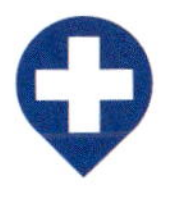

可能引起骨质疏松的常见疾病

骨质疏松症除了主要与绝经和老年有关的原发性骨质疏松外，还可能由多种疾病引起，称为继发性骨质疏松症。可能引起骨质疏松的常见疾病有：

√ **内分泌疾病**

糖尿病、甲状腺功能亢进症、性腺功能减退症、甲状旁腺功能亢进症、库欣综合征、垂体泌乳素瘤、腺垂体功能减退症等。

√ **胃肠疾病和营养性疾病**

吸收不良综合征、慢性肝脏疾患、营养不良症、胃肠大部切除术后、慢性胰腺疾病、长期静脉营养支持治疗等。

√ **结缔组织疾病**

皮肌炎、系统性红斑狼疮、干燥综合征、类风湿性关节炎、混合性结缔组织病等。

√ **血液系统疾病**

多发性骨髓瘤、淋巴瘤、白血病、高雪病和骨髓异常增殖综合征等。

√ **神经肌肉系统疾病**

僵人综合征运动功能障碍、肌营养不良症和各种原因所致的截瘫、偏瘫、肌强直综合征等。

√ 因骨折外伤或瘫痪患者需长期制动、卧床。

√ 长期使用激素、免疫抑制剂等药物。

骨质疏松症，中医怎么看？

骨质疏松症属中医“骨痿”范畴，其发生主要有肾虚、脾虚、血瘀三个因素，肾虚是根本病因，“多虚多瘀”是其病理特点。肾主骨生髓，肾阳虚衰，不能充骨生髓，致使骨松不健；肾阴亏虚，精失所藏，不能养髓；脾主肌肉，脾运化水谷精微以营养肌肉。当脾脏机能失调或脾失健运时，肌肉得不到正常滋养就会表现为松弛疲软无光泽。肾虚合并脾虚时，后天不足则不能运化精气、气血，而加重骨骼失养，进一步加速骨质疏松症的形成。血瘀的产生主要是因虚致瘀，肾阴、肾阳的偏衰，脾虚气血生化乏源，气虚统摄无力均可导致血瘀。而血瘀作为致病因素，又会加重脾肾的虚衰，使精微不布，而致“骨不坚”，促进骨质疏松的发生。

骨质疏松症可分为三种证型：

1 脾肾阳虚

腰髋冷痛，腰膝酸软，甚则弯腰驼背，畏寒喜暖，面色苍白，或五更泄泻，或下利清谷，或小便不利，面浮肢肿，甚则腹胀如鼓，舌淡胖，苔白滑，脉沉弱或沉迟。

2 肝肾阴虚

腰膝酸痛，膝软无力，下肢抽筋，驼背弯腰，患部痿软微热，形体消瘦，眩晕耳鸣，或五心烦热，失眠多梦，男子遗精，女子经少经绝，舌红少津，少苔，脉沉细数。

3 气滞血瘀

骨节疼痛，痛有定处，痛处拒按，筋肉挛缩，骨折，多有外伤或久病史，舌质紫暗，有瘀点或瘀斑，脉涩或弦。

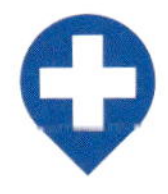

“骨筋肉并重”与骨质疏松症

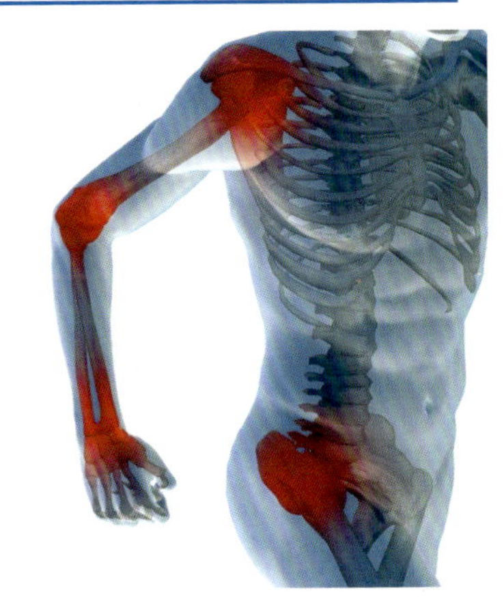

中医认为肾与骨关系最为密切。《素问·宣明五气》提出“肾主骨”。《中西汇通医经精义》指出：“肾藏精，精生髓，髓生骨，故骨者肾之合也。髓者，肾精所生，精足则髓足，髓在骨中，髓足则骨强。”肌肉在中医中属于筋的范畴，肌肉功能的正常发挥有赖于营卫气血的濡养。《灵枢·本藏》说：“卫气者，所以温分肉，充皮肤，肥按理，司关合者也。”脾主肌肉，全身的肌肉都需要脾胃所运化的水谷精微来营养，肌肉才能发达丰满，臻于健壮。《素问集注·五脏生成》说“脾主运化水谷之精，以生养肌肉，故主肉”，《四圣心源》言“肌肉者，脾土之所生也，脾气盛则肌肉丰满而充实”，《素问·痿论》说“治痿独取阳明”。肝藏血主筋，肝血充盈，筋得所养，若肝血不足，筋的功能就会发生异常。

随着年龄的增长或者劳损、外伤等原因，发生筋骨、骨骼、关节、筋肉等组织退变时，其必将互相影响，筋肉病变与筋骨病变互为因果，形成恶性循环，导致疾病的发生与发展。现代研究发现肌肉和骨骼均是重要的内分泌器官，肌肉分泌的相关因子参与骨骼的调控，对骨骼的生长、发育、发展有一定的影响，而骨因子同样可调节肌量、肌力，在骨质疏松症的发病进程中互相影响。这与“骨筋肉学说”观点相契合。

因此，骨质疏松的治疗需要重视骨筋肉的病变，注重骨筋肉三者的联系，即同时重视骨骼与之周围肌肉、韧带等软组织病变的治疗，这有利于改善病情，通过合理的体育训练，提高周边筋肉的质量，阻止病情进一步发展，预防骨质疏松症的发生发展。

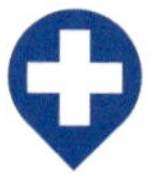

得了骨质疏松症会怎样

1 疼痛

原发性骨质疏松会有腰背部以及四肢关节疼痛等症状的发生，会感觉到腰酸、背痛、手足麻木。

骨质疏松的时候，骨转换过快，骨吸收增加，导致骨小梁被吸收、发生断裂，骨皮质变薄、穿孔，即骨小梁骨折，因此会引起全身疼痛。

骨质疏松病人疼痛最常见的部位是腰背部、肋部。胸背部严重畸形时，全身各处都会感到疼痛。

2 身长缩短、驼背

骨质疏松最常见的体征是驼背、身高缩短、脊柱变形。得了骨质疏松后，椎体压缩改变、椎间盘退化，导致身高降低。如果同时出现多椎体压缩改变的情况，则身高缩短的症状更加明显。有部分严重的骨质疏松患者，脊柱高度可缩短 10 ~ 15 厘米，身高下降明显。

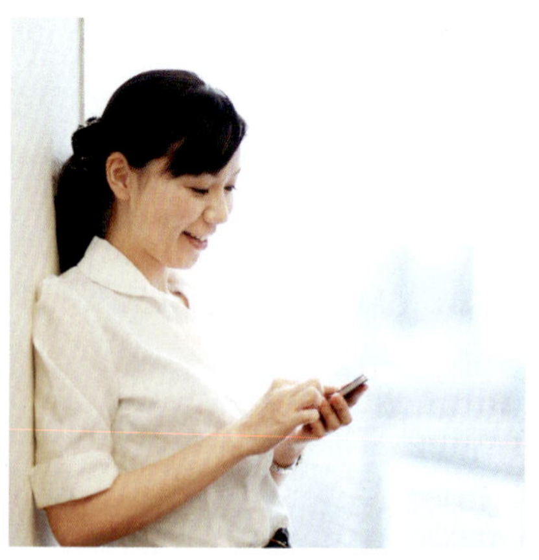

当椎体呈压缩改变时，脊柱前中柱高度随着躯体前屈而降低，而脊柱的后功能单位（包括椎板、椎弓根、棘突）的高度未受明显影响，长此以往，脊柱就会发生习惯性前屈和后突而形成驼背畸形。

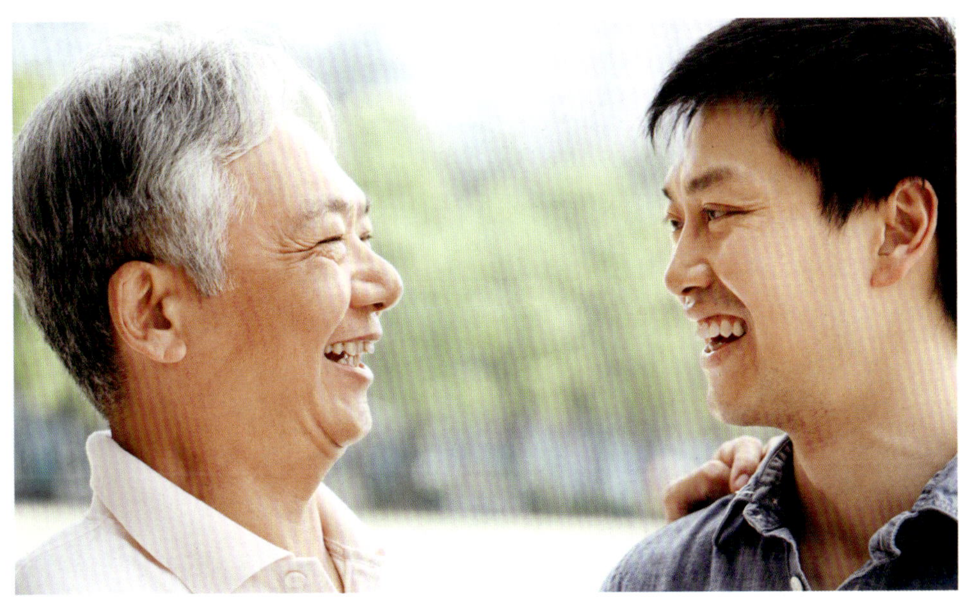

3 骨折

原发性骨质疏松首先发生在松质骨区域，骨的微细结构日积月累损伤，骨重建和修复逐渐失去代偿和平衡，导致骨的强度下降、脆性增加，在外力作用下容易发生骨折。

所以很多老人常常在拿重物、扭动身体、开窗户、跌倒等轻微外力的作用下，就会发生骨折。

老年人的平衡能力比较差，视力也有所下降，再加上双腿力量不足等原因，很容易意外摔倒，导致骨折的发生。所以家人一定要注意对老年人的保护，防止其发生摔倒、碰伤事件。

4 其他症状

骨质疏松会引起脊柱畸形和胸廓变形不对称，严重时可能会导致胸闷、呼吸困难。还有一些患者会出现腹痛腹胀、便秘等消化道症状。此外，也有一些患者并发牙齿松动、头发容易脱落等症状。

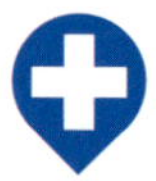

骨质疏松的**检查**

骨质疏松的确会引发很多后续疾病，但是我们不能把所有找不到原因的疼痛都一律推给骨质疏松，骨质疏松可不是“背锅侠”。因此，我们必须找到充分的证据，去证明自己的确是患了骨质疏松。

1 抽血检查

抽血检查中测定骨代谢标志物可以反映出体内骨代谢的情况，有助于诊断是否患有骨质疏松。其中主要包括：

√ 反映骨头吸收情况的指标：尿羟脯氨酸（HYP）、血清抗酒石酸酸性磷酸酶（TRAP）等。

√ 反映骨头形成的指标：骨钙素（BGP）、骨碱性磷酸酶（BALP）和血清总碱性磷酸酶（TALP）等。

√ 血清骨矿物质成分检测：血清总钙和游离钙、血清无机磷、血清镁等。

但需要注意的是，这些都不是诊断骨质疏松的“金标准”，只能作为参考指标。

2 X线检查

X线检查简易廉价，但能否得出准确的判断与阅片人经验有很大的相关性。X线片也不一定能准确地反映骨质疏松的情况，一般骨量丢失超过30%时才能有阳性所见。

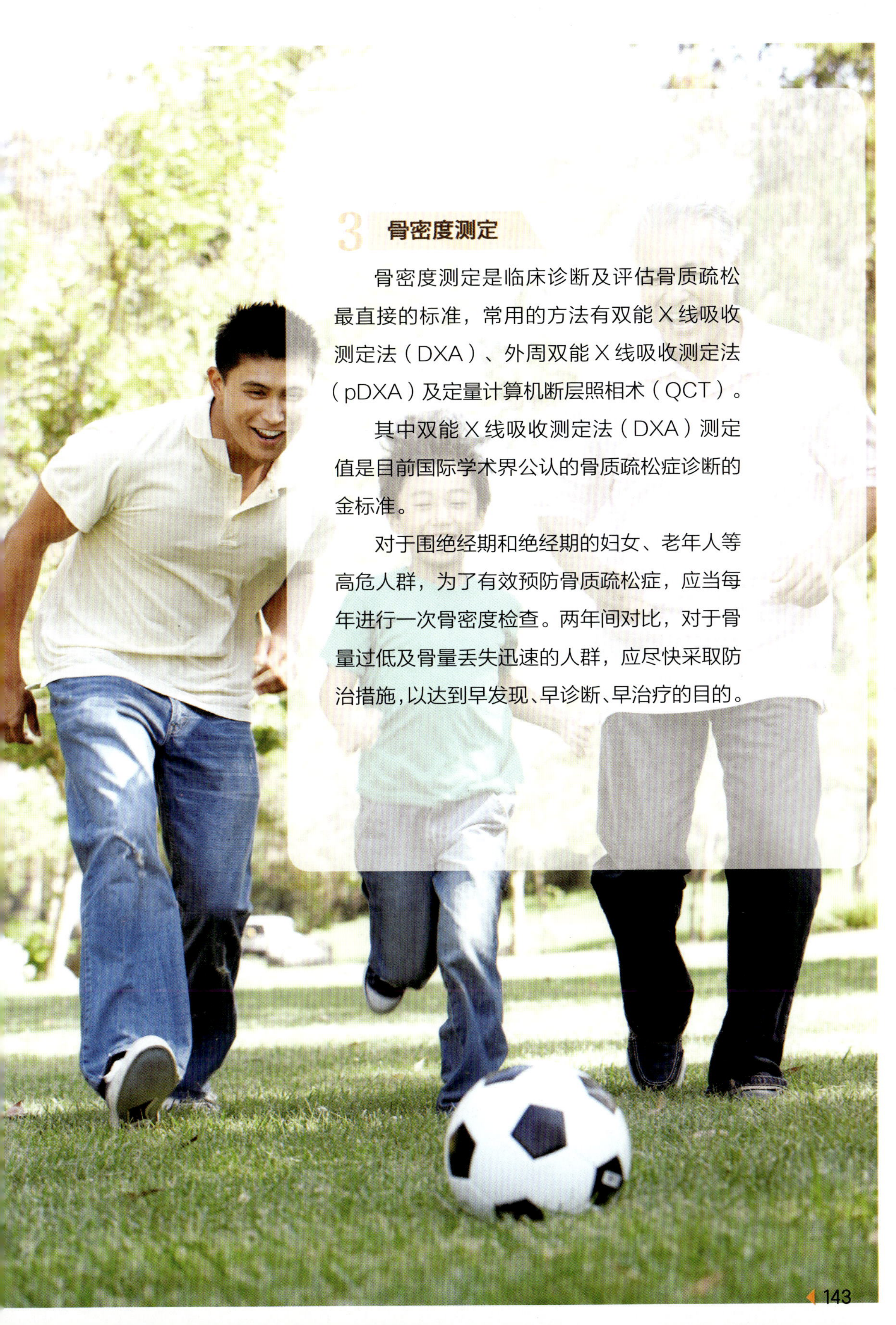

3 骨密度测定

骨密度测定是临床诊断及评估骨质疏松最直接的标准，常用的方法有双能 X 线吸收测定法（DXA）、外周双能 X 线吸收测定法（pDXA）及定量计算机断层照相术（QCT）。

其中双能 X 线吸收测定法（DXA）测定值是目前国际学术界公认的骨质疏松症诊断的金标准。

对于围绝经期和绝经期的妇女、老年人等高危人群，为了有效预防骨质疏松症，应当每年进行一次骨密度检查。两年间对比，对于骨量过低及骨量丢失迅速的人群，应尽快采取防治措施，以达到早发现、早诊断、早治疗的目的。

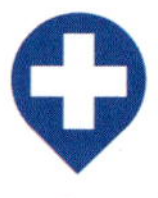

关于骨质疏松症的几个问题

·骨质疏松症患者如何有效补充钙剂？·

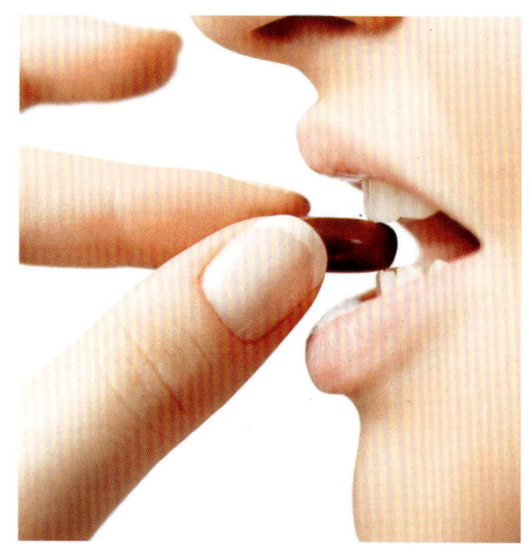

骨质疏松症患者应该采用正确的补钙方法，选择恰当的服药时间，口服钙剂应在进餐时或饭后立即服用。进食时食物会刺激胃酸的分泌，随着胃酸分泌的增多，此时口服钙剂有利于提高钙的吸收率。另外，进食时服用还能够减弱钙剂对胃部的刺激作用。可选择咀嚼型钙片，将钙片嚼碎后服用，或选择少量多次服用，有利于提高钙的吸收率。

钙剂的吸收受体内激素的影响，其中起主导作用的是维生素 D。维生素 D 具有改善肠钙吸收、促进骨代谢中的骨矿化和骨形成、增加钙在肾脏中的重吸收、有效调节血钙的水平和预防肾结石的形成等作用。建议患者在补钙的同时，补充足量的维生素 D。每天补充约 400IU 的维生素 D，这样可以保障钙质能够最大限度地被机体吸收。

人体维生素 D 的来源主要有两个：

一是室外阳光紫外线照射人体外露的皮肤后促进维生素 D 在体内的合成；

二是靠食物，比如鱼肝油相比其他食物，维生素 D 含量较高。

因此，患者可以适当进行户外运动，以补充维生素 D，预防骨质疏松。

• 没有症状的骨质疏松症，就可以忽视它了吗？ •

相信有很多朋友都处在这种情况：做体检的时候发现自己骨质疏松，但是也没觉得哪里不舒服，于是就没怎么理它。甚至有些朋友一直都没有发现自己有骨质疏松，从来不注意这方面的问题。

骨质疏松是一个巨大的定时炸弹，它使许多老年人骨头更脆，年轻人摔 10 次都没问题，但是骨质疏松症患者轻轻一摔就骨折了。

而众多的骨折中，椎体的压缩性骨折和股骨颈骨折最让人忽视不得，所以我们平时做骨密度检查时也常常会检测这两个位置的骨量。

如果你不依靠别人的帮助就不能自己躺下、起床或者翻身，又或者经常觉得自己腰背痛，一动就痛，一转身就痛，那么一定要提高警惕了，你很有可能得了压缩性骨折。

部分骨质疏松症患者没有临床症状，也需要定期检查骨密度，以了解骨质疏松的病情变化与评价骨质疏松药物治疗的效果，同时也需要加强日常生活的护理，不可忽视。

• 骨质疏松只在老年人中发生吗？ •

很多年轻人认为骨质疏松是一种退变性改变，只出现在老年人群中，所以忽视了对骨质疏松的预防。事实上，虽然老年人占了骨质疏松的发病人群中的大部分，但绝对不是只有老年人才会得骨质疏松。骨质疏松可分为原发性骨质疏松和继发性骨质疏松，原发性骨质疏松又分为绝经后骨质疏松和老年性骨质疏松，这两种情况的确与年龄的增长和机体的老化有密切关系，发病率会随着年龄的增长而有明显升高的趋势。而继发性骨质疏松则与年龄没有太大关系，这一类型的骨质疏松多与一些基础疾病或特殊用药有关，如肝肾方面疾病、遗传性疾病、内分泌疾病，以及长期使用激素类药物，所以这一类骨质疏松的发病在年轻人和老年人中均可见。因此骨质疏松不仅发生在老年人群，在年轻人群中也有一定的发病率，年轻人也要注意对它的预防。

· 诊断为骨质增生，怎么还会患上骨质疏松？ ·

有的患者纳闷，明明拍片说自己长了骨刺，怎么也会有骨质疏松症，这不是相互矛盾吗？其实，患骨质疏松后机体会产生代偿反应，发生钙质的异位沉积，这时钙常常沉积于关节表面或边缘而形成“骨刺”，所以骨质疏松症常常合并骨质增生（“骨刺”）。治疗骨质疏松可以纠正这一异常过程的发生，减少“骨刺”的形成，所以骨质增生合并骨质疏松的患者仍然需要抗骨质疏松治疗。

· 骨质疏松是老化的自然表现，治疗还有意义吗？ ·

随着人口老龄化的发展，骨质疏松的发病率也在增长，虽然说骨质疏松与人的老化有关，但是并非不需要治疗或没有办法治疗。其实，骨质疏松是可预防、可治疗的，通过生活方式干预、补充钙质、平衡膳食营养，必要时配合药物治疗，可以减轻患者的疼痛，从而预防骨折的发生，提高老年人的生活质量。

· 少点运动能预防骨折吗？ ·

一些已经患有骨质疏松症的中老年人听说这种病容易发生骨折，因为畏惧心理不敢多活动，多数时间坐着或躺着。其实运动对于防治骨质疏松非常重要，适量的运动可以改善骨骼、肌肉的血液循环，减缓骨质疏松的进程。特别是在户外阳光下活动，还能增强维生素 D 的合成和吸收，有助于钙在体内的吸收利用。

相反，长期不运动会加速骨质疏松症的发展，形成恶性循环。患有骨质疏松症的中老年人，建议在坚持系统治疗的基础上，可以根据自身情况选择散步、打太极拳、做健身操等比较缓和的运动方式。在运动中需注意自我防护，以免运动不当发生意外。

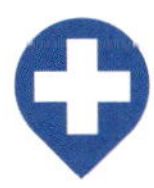

药膳调节抗骨质疏松

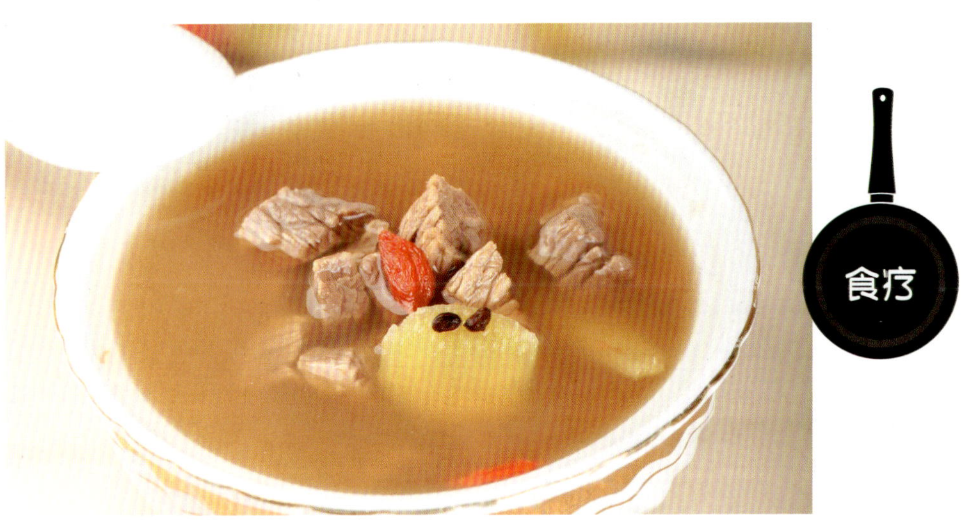

补骨脂炖牛肉

材料：补骨脂 6 克，姜片 12 克，牛肉 200 克。

调料：盐 2 克，鸡粉 2 克，料酒 16 毫升。

做法：

①洗好的牛肉切成丁。

②锅中注入适量清水烧开，倒入牛肉丁，加入料酒，汆去血水，捞出沥干。

③砂锅中倒入清水烧开，倒入牛肉丁、姜片、补骨脂，淋入少许料酒，用小火炖至食材熟透。

④加入少许盐、鸡粉，搅拌均匀，至食材入味即可。

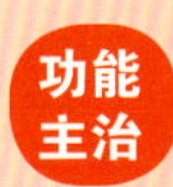

温肾助阳、抗骨质疏松。适用于脾肾阳虚型骨质疏松。

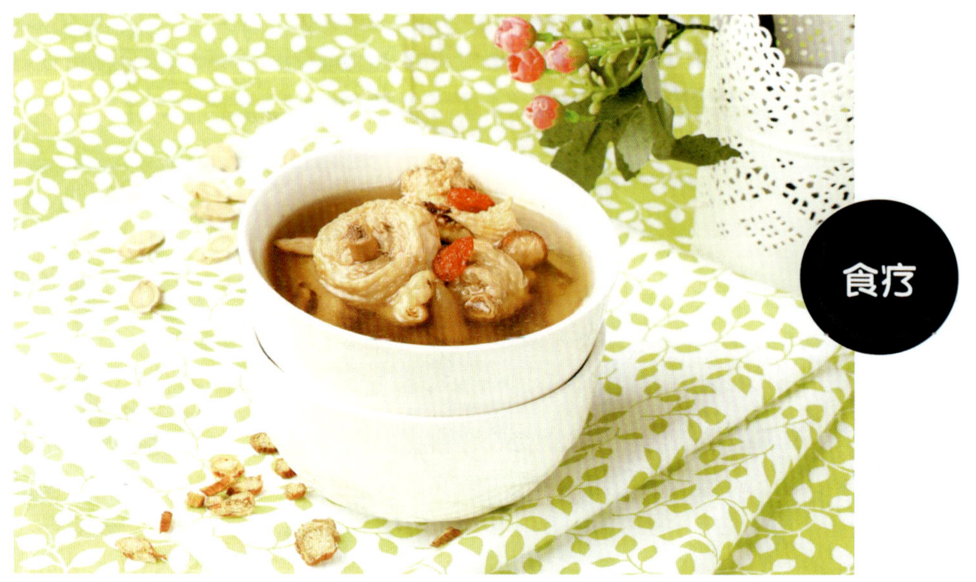

田七黄芪煲鸡汤

材料： 田七 10 克，枸杞 5 克，麦冬 5 克，丹参 10 克，黄芪 15 克，土鸡 200 克。

调料： 盐适量。

做法：

①将田七、黄芪装入隔渣袋。

②锅中注水烧开，倒入鸡肉块，搅匀汆煮片刻，捞出，沥干水分，待用。

③砂锅中注入清水，倒入土鸡块，放入泡发滤净的隔渣袋、丹参、麦冬，搅拌均匀，煮 100 分钟。

④倒入枸杞，用小火续煮 20 分钟，加盐调味即可。

益气活血、抗骨质疏松。适用于气滞血瘀型骨质疏松。

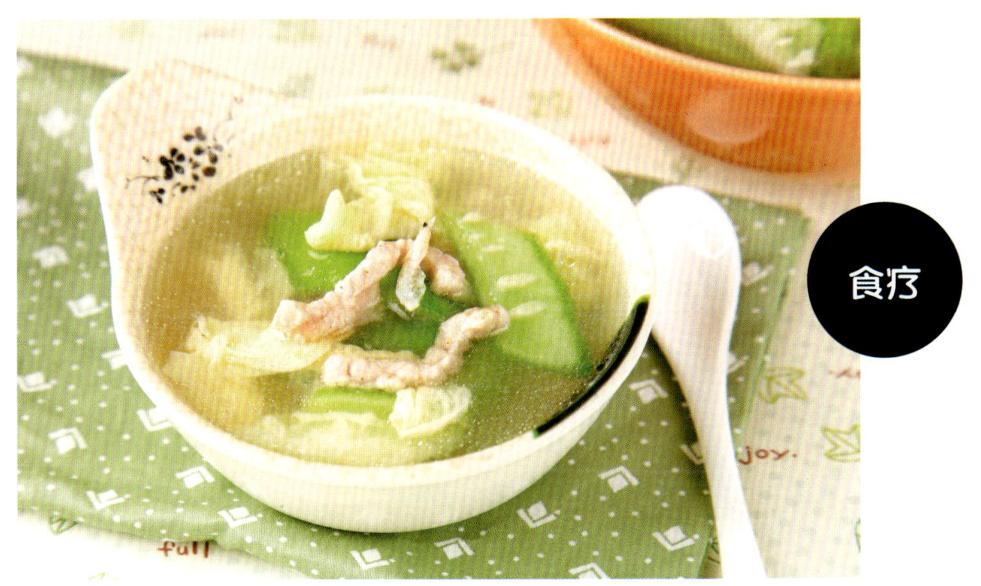

丝瓜虾皮瘦肉汤

材料： 去皮丝瓜 180 克，瘦肉 200 克，蛋液 30 毫升，虾皮 25 克，姜片少许。

调料： 盐 2 克，鸡粉、胡椒粉各 3 克，料酒、芝麻油各 5 毫升，水淀粉适量。

做法：

①洗净去皮的丝瓜切成片；洗好的瘦肉切成丝。

②取一碗，放入瘦肉丝，加盐、胡椒粉、料酒、水淀粉，拌匀，腌渍 10 分钟。

③锅中注水烧开，倒入姜片、丝瓜、瘦肉丝、虾皮，拌匀，加入盐、鸡粉，倒入蛋液，煮约 3 分钟至蛋液呈花状。

④淋入芝麻油，搅拌片刻至入味即可。

补充钙质、抗骨质疏松。适用于骨质疏松症患者日常调理。

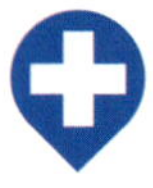

骨质疏松的防与治

·生活·

1 摆脱“危险因子”

过量饮酒会对骨骼的新陈代谢有不利的影响，吸烟会影响骨峰值的形成，喝浓咖啡会增加尿钙排泄，影响身体对钙质的吸收。所以我们要戒烟，低盐饮食，避免过度饮酒及饮用咖啡、浓茶，少进食加工类食品，避免使用非甾体抗炎药（阿司匹林等）、糖皮质激素等药物，多补充蛋白质。

2 多吃富含钙质和维生素D的食物

多喝牛奶，多吃动物肝脏、鱼肉类及深绿色蔬菜可补充维生素 D，而坚果类不仅可以提供钙质，还有助于钙质的吸收。

要注意的是，老年人和婴幼儿由于胃酸分泌较成年人差，对吸收钙质会有一定影响，因此，不宜选择碳酸钙等无机钙，建议选择有机钙。

女性补充钙制剂应在 35 岁之前开始。更年期女性应在医生的指导下，调节体内雌激素的含量。

3 常晒太阳

万物生长靠太阳。从中医角度讲，最好晒晒背，让身体舒张开来，太阳是阳气所在。中午时分晒晒背，才叫真正的天灸，因为背部是足太阳膀胱经循行之处，是一身阳气汇集的地方。晒背能有效激发自身的阳气，同时还能促进自身合成维生素 D，促进钙的吸收。

· 定期复查，药物综合治疗 ·

骨质疏松在早期一般没有症状，血钙测定并不能真实反映骨质状态，女性一旦到了更年期，应定期到医院检查骨骼健康状况，请医生评估骨折风险。已确诊患有骨质疏松者应遵医嘱积极坚持治疗，必要时服用药物综合治疗。

· 中医按摩及康复理疗 ·

手法治疗对局部有活血化瘀、松解粘连等作用。

点按膀胱经的腧穴能够缓解骨质疏松导致的疼痛。弹拨按揉脊柱两侧竖脊肌也能起到同样的效果。

肢体关节部位的康复治疗也是非常重要的。理疗可以促进血液循环，加快神经功能的恢复和再生速度，可以缓解骨质疏松带来的麻木、发热等感觉。

此外，为了有效预防骨折，平时应该加强肢体肌力和耐力训练。

· 艾灸及中药封包治疗 ·

用艾条灸治肾俞、志室、腰阳关等穴位，能够温肾助阳、散寒止痛。

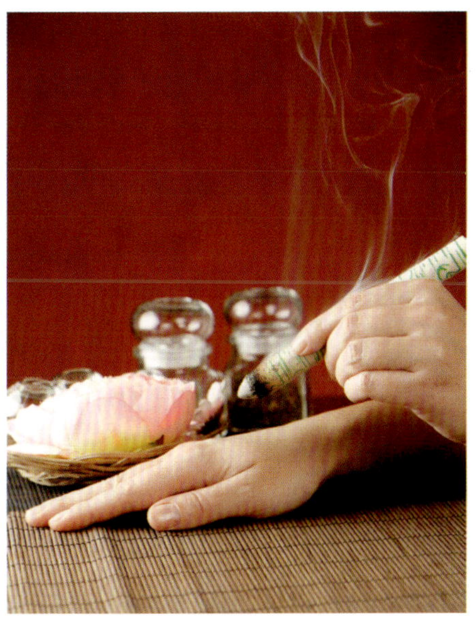

中药封包治疗直接作用于患病部位，可起到强筋壮骨、活血化瘀的作用。可以把苏子、白芥子等混合后装入药袋中，放入微波炉里中火加热3～4分钟，在患者腰背部进行药熨治疗。药熨的时候，手法一定要轻柔，注意不要烫伤皮肤。每天药熨一次，每次20分钟，连续使用21天，对骨质疏松带来的疼痛有明显的缓解作用。

· 运动疗法 ·

适当的体育锻炼能减轻因骨质疏松引起的腰酸背痛，增强肌肉的力量，提高身体的平衡能力，减少跌倒的危险性，从而从根本上降低因骨质疏松而引发骨折的概率。刚开始运动时间不宜过长，适应后可以慢慢延长运动时间。

1 有氧运动

研究发现，有氧锻炼是比较适合骨质疏松人群的锻炼方式，如慢跑、踏步锻炼和走步。锻炼的时候要注意以下几点：

√ 要遵循循序渐进的原则，强度不宜剧烈，时间由少到多，不要急于求成。

√ 同时患有其他疾病的中老年人，选择体育锻炼时一定要征得医生的同意。

√ 有关节炎的人在急性发作期最好静养休息。

√ 已经患有骨质疏松的中老年人少做跳跃运动，以免发生骨折。

2 平衡训练

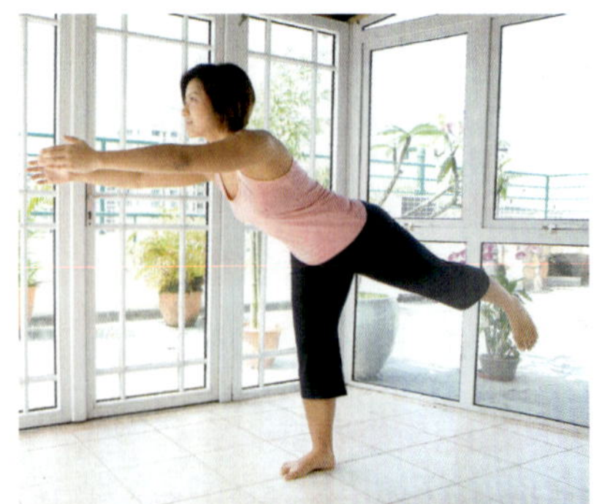

骨质疏松症患者可以适当做一些平衡训练，如体操、太极拳等。体操训练对预防腰椎骨质疏松所造成的骨折有着很好的作用，它可以增加骨骼的抗阻能力，促进骨质疏松逐渐恢复。太极拳的动作特点是内外兼练、刚柔相济、用意不用力，配合呼吸锻炼，它能有效地改善练习者的僵硬拙劲，由于太极拳用力协调灵动，不会损伤肌肉，对关节、韧带等组织不会造成损伤，是一种适合骨质疏松症患者练习的运动。

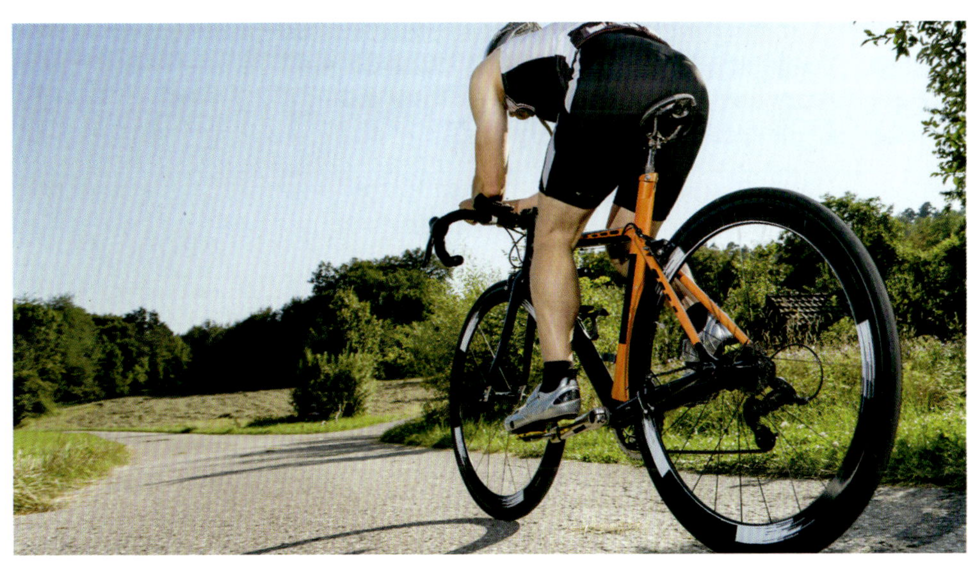

3 力量练习

对于年轻人，要进一步预防骨质疏松，可适当做力量的训练，如举哑铃，有助于加强手臂和脊柱肌肉的力量，减少骨骼内矿物质的流失。

4 耐力运动

如慢跑、快走、骑车等，有刺激骨形成和抑制骨吸收的作用，能增强背部、臀部和腿部的肌肉力量，让骨骼能更合理地支撑身体重量。

5 水中运动

水中健身操可以锻炼人的力量、耐力，游泳或在水里走路对骨质疏松的人来说最为适合。

骨质疏松症患者要避免弯腰和运动过度，以防脊柱和腰部受损。最该避免的运动是跳高、快跑等高强度运动。另外，不要向前弯腰、扭腰、仰卧起坐等，否则会增加脊柱的压力。其他一些需要常弯腰、扭腰的运动，也不要练习，以免造成损伤。

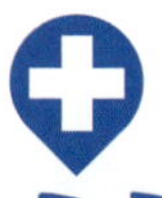

健骨操跳起来

健骨操基于骨骼生理生长特点，巧妙利用自身重力负荷，在运动中实现重心在不同方向的移动，从而全方位地刺激骨骼良性生理反应。它也基于人体功能活动特点，实现上肢关节全范围活动和脊柱的支撑旋转功能，锻炼神经肌肉关节的协调配合能力，强健骨骼的同时也实现身体活动能力的全面提升。

首先进行调息：吸气，双臂从身体两侧向上，呼气，自然下摆，重复 4 次深而缓慢的呼吸。调息后，进入正式动作：

双腿并拢，脚尖朝前，吸气，呼气，同时屈双膝下蹲，双臂从身体前侧上举过头顶；吸气，起身双臂还原。

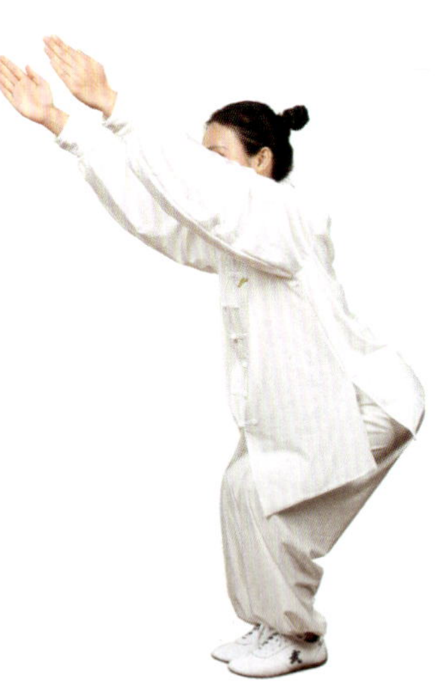

◎提示：下蹲时臀部向后，像坐在椅子上，尾闾内收，大腿收紧，膝关节并拢不要超过脚尖，重复 4 遍。

◎作用：锻炼骨骼关节稳定支撑能力，提升肩、髋、膝、踝关节的排列协调能力。

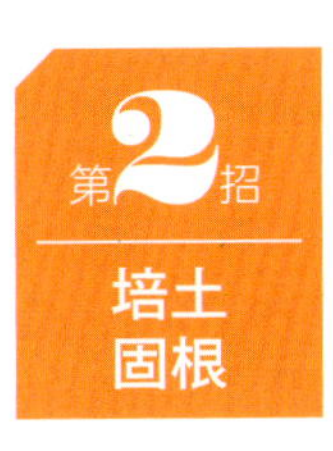

左脚向正前弓步迈出，双臂前平举，右膝可弯曲以保持平衡；从髋部折叠，上身前屈，双手轻触左侧膝关节下方；上身回正；左脚回撤，手臂落回。

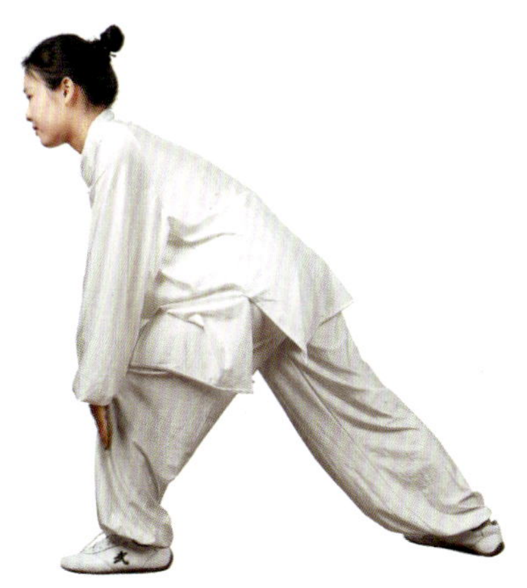

◎**提示：上身前倾和回正的过程，需始终保持髋部和两膝的稳定。**

◎**作用：锻炼骨骼关节行走支撑能力，提升身体屈伸功能。**

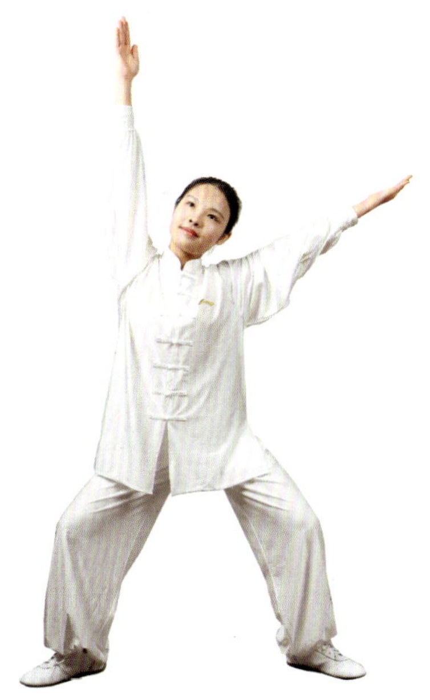

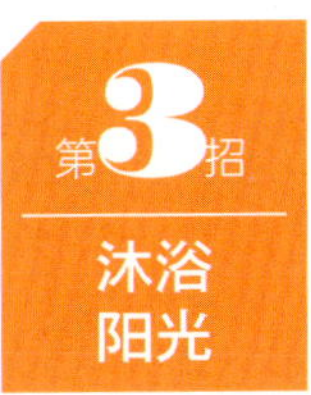

左腿向左迈一大步，屈双膝，双臂从身体两侧斜向上举起；身体左倾，头部随着身体左倾、摆动；身体回正，收左脚，落手臂。

◎**提示：下蹲时，屈膝方向应指向脚尖；身体侧倾时，需保持髋部稳定，重心始终在两脚之间。**

◎**作用：锻炼骨骼关节侧向移动稳定能力，提升身体侧屈摆动能力。**

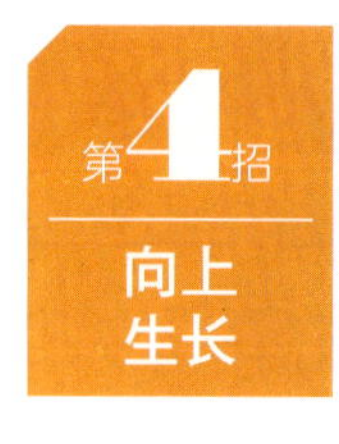

左腿向后撤呈弓步，双臂前平举；双臂上举外展，头颈尽量后仰，胸部打开；手臂回落体前，收左腿，再落手臂。

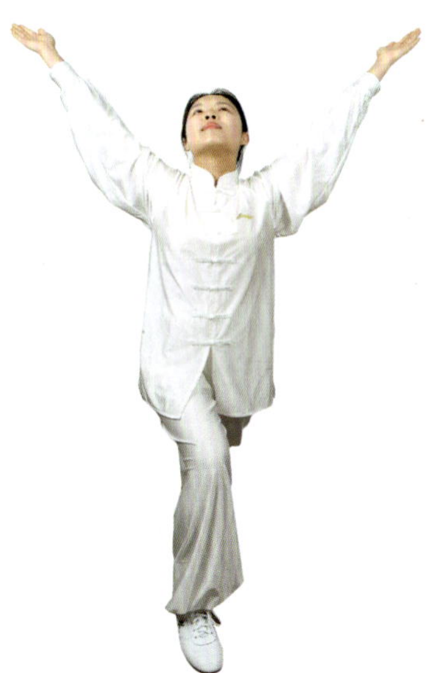

◎提示：展臂挺胸时切忌塌腰。

◎作用：锻炼骨骼关节后方移动支撑能力，提升脊柱后伸和大腿后侧肌群的力量。

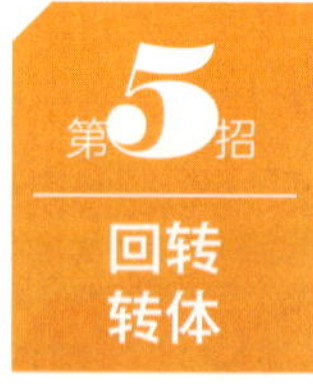

左脚向左前方迈步，双臂前平举；髋部不动，上身和手臂向左旋转；上身转回；收腿落手。

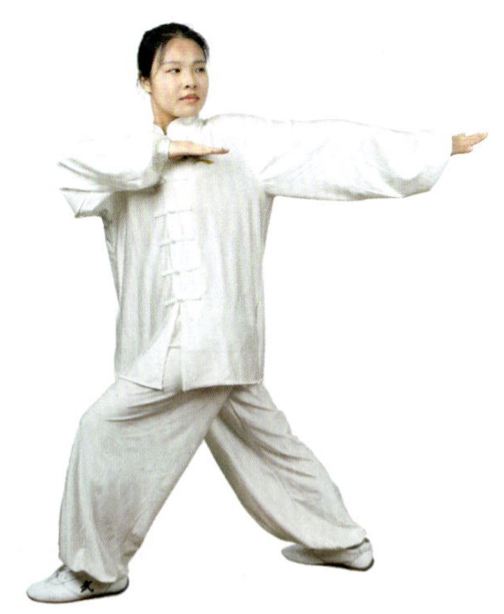

◎提示：迈腿斜前弓步时屈膝方向指向脚尖；躯干旋转时应由腰部发力。

◎作用：锻炼骨骼关节斜向移动稳定能力，提升身体旋转稳定功能。

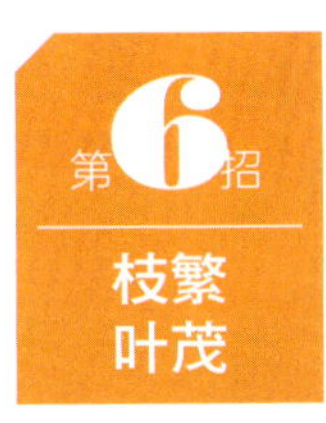

左腿后撤伸直或成弓步，双臂右平举；重心前移，抬左腿，左臂侧平举，右臂前平举；左腿伸直后展，双臂从提前侧上举外展，抬头挺胸。收腿落手臂。

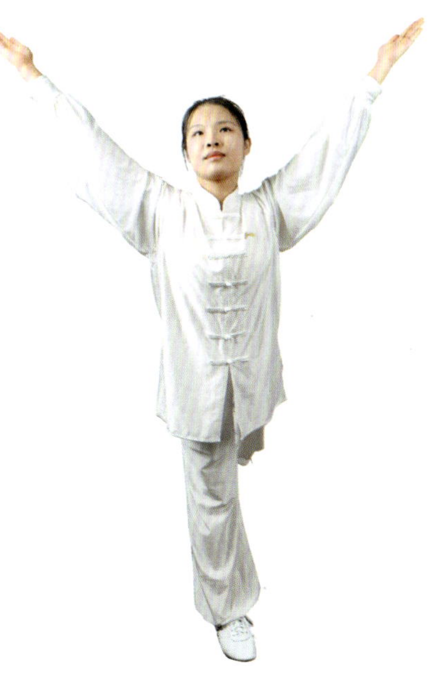

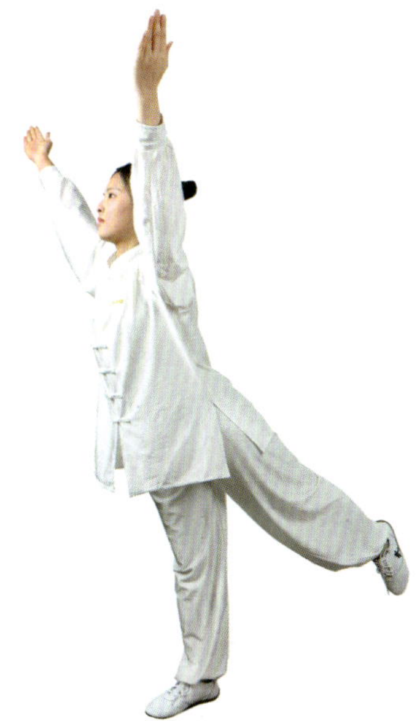

◎提示：整个过程需保持身体平衡和心理平和。

◎作用：锻炼单腿支撑稳定能力，提高神经、上肢、下肢的稳定协调能力。

整套动作结束后，再次进行调息：

腹式呼吸：呼气，收小腹，肚脐轻柔地拉向脊柱；吸气，小腹鼓起，3～6次。完全式呼吸：呼气，小腹内收，吸气，小腹鼓起，胸腔打开，上背部外展；呼气，胸腔回落，小腹内收，肋骨下端拉向脊柱。

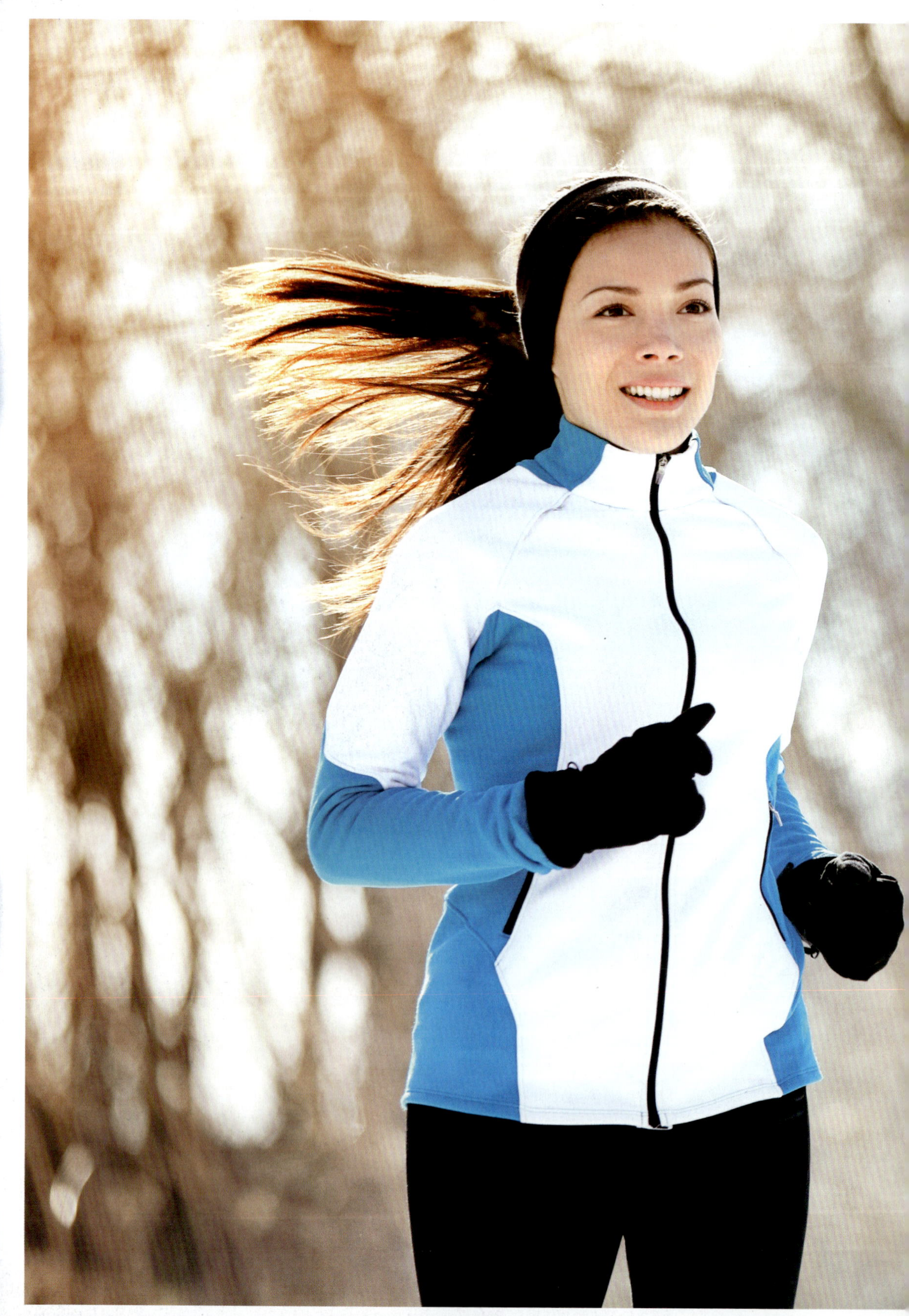

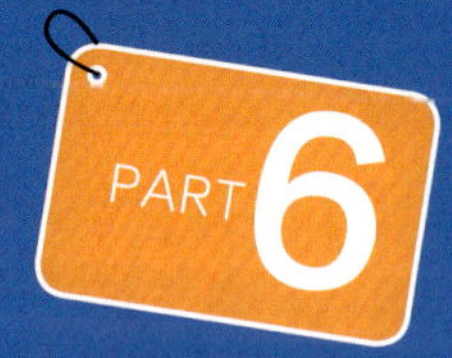

运动常识与骨筋肉锻炼方法

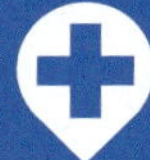

通过前面几章的学习，想必大家对颈肩腰腿痛的预防、康复锻炼有了比较深刻的认识，知道只要掌握正确的锻炼方式，是可以克服诸多疼痛的。本章将告诉大家一些运动常识，以帮助锻炼康复。此外，还将我多年临床工作经验创造出来的“骨筋肉”锻炼方法传授给大家。

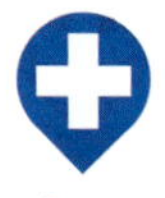

锻炼须 科学、合理

科学合理的针对性运动有利于保持颈肩腰腿肌肉关节功能的正常，如果缺乏合理的锻炼运动，身体的肌肉帮助骨骼关节承受体重和其他额外加诸身体的负重的能力会降低。

虽然运动是保护骨骼关节的良方，但过度使用关节和肌肉，会使肌腱变得不再紧致、失去弹性，甚至会损伤软骨组织，最终引发疼痛甚至关节炎。所以，科学有效的锻炼才能真正达到保护“骨筋肉”的目的。

·颈肩腰腿功能锻炼的“适度”·

有些患者从其他人那里得知进行某项锻炼能够缓解颈肩腰腿痛，让病情有较大的改善，然而当自己做这些锻炼的时候，病情非但没有得到好转，反而更加严重了。出现这种情况，大多是因为没有把握好锻炼的“度”。

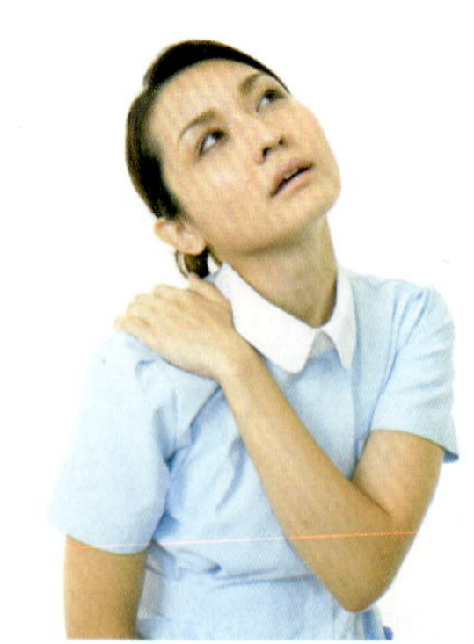

人体是一个科学的结构，当你进行不适当或者过量的运动时，会感觉到劳累、疼痛等不适感，这些都是健康的报警信号。

大部分骨关节疾病都是由于患者忽视这些不良信号，没有根据身体的反应做出调整，危险因素不断叠加导致的。

适度，即适合自己情况的锻炼度。锻炼过程中遵循自己的感觉，能有效改善症状就应继续坚持；锻炼后如果感觉到不适，就应该立刻停止。

1 以疼痛为度

颈肩腰腿痛患者在锻炼过程中容易产生疼痛感，锻炼的强度应根据疼痛感觉来调整。轻微的疼痛感是正常的反应，如果疼痛感逐渐加重甚至难以忍受，就一定要适当降低锻炼的强度。

2 以关节肌肉屈伸极限为度

由于关节骨质增生、筋肉粘连等症状，骨关节炎患者的关节屈伸活动程度较正常人低。锻炼的过程中难免会有屈曲或伸直受到限制的情况发生，这时一定要量力而行，逐渐施力，使骨关节屈伸至最大活动限度。

3 以耐受力为度

由于颈肩腰腿患部周围肌肉萎缩，患者肌力往往较正常人低，因此不应该要求患者以正常人的运动量来锻炼。过度的运动量会造成肌肉劳累，加重膝部乏力的症状，不利于膝关节的长期锻炼。正确的做法应该是遵循循序渐进的原则，根据自己的身体状况合理调整运动时间和运动强度。

• 颈肩腰腿功能锻炼的“足量” •

有些患者反映，按照所建议的方法进行锻炼，病情好转缓慢，未能达到预期的效果。我们通过与这些患者深入交流发现，他们在锻炼的过程中有同样的问题——不足量。

足量，指要有足够的运动量。当每次运动的量不足够，或者没能坚持每天运动，膝关节就得不到足够的锻炼，筋肉组织就不能逆转虚弱的状态，膝关节就得不到足够的保护，效果自然不佳。要做到“足量”锻炼，应做到以下两方面。

1 每次运动量适当增加

随着锻炼的进行，肌肉组织将不断获得营养而变得强壮，其需求的运动量也就不断增加。如果采用一成不变的运动量，将不能为肌肉组织提供充足的营养，锻炼只是表面上的锻炼，不能起到实际效果。因此建议在把握适度的前提下，不断增加运动量，这样才能起到真正的锻炼作用。

2 锻炼贵在坚持

膝关节周围的组织一旦停止锻炼，就会逐渐回复到原来的状态，因此坚持每天锻炼对功能的改善有重要的帮助。我们每天都会听到许多各类保健的建议，但是听得越多反而越觉得迷糊，在此给予各位一个建议：自己是最好的医生，自己的 “量” 应由自己把握，切莫把健康交给他人。

·跟着感觉走，多做反向运动·

运动锻炼可以多做反向运动。现代社会，相当多的人平时总是低头干活，伏案工作，颈椎、腰椎总是前倾，外加驼背、挺肚子，整个身体的姿势处于一种屈曲状态，导致颈胸腰背部肌肉较被拉伸，腹侧肌肉较为紧张，从而出现颈椎病、腰椎病、肩背部不适等。解决的方法很简单，就是多做些舒展、背伸的反向运动，像五点支撑、“小燕飞”等都属于反向运动，可纠正前屈、背伸肌群间力的不平衡，往往能取得不错的效果。

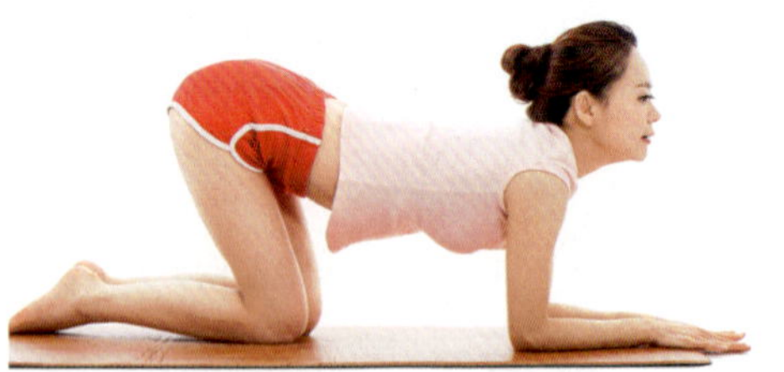

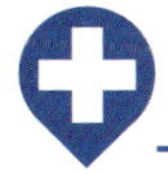

运动对
身体的影响

·运动的益处·

“生命在于运动”“身体是革命的本钱”“为祖国健康工作五十年”等名言、口号激励了整整几代人去重视运动对于生命的重要性。现在，越来越多的人加入健身队伍中。经常进行运动锻炼，不仅对很多疾病有不同程度的预防作用，还可以对身体健康和身心功能有积极的影响，具体表现如下：

√ 改善心血管系统功能，提高身体活动耐久力。
√ 改善代谢情况，有助于控制体重或辅助减肥。
√ 增加肌力及肌肉活动耐久力。
√ 改善关节肌肉柔韧性、协调性及活动的平衡能力。
√ 帮助消化，减轻便秘。
√ 改善骨代谢，对骨质疏松有一定的预防作用。
√ 使身心得到放松，改善精神状态，缓解焦虑、失眠和抑郁。
√ 和更多的人接触交往，增加生活乐趣。
√ 延缓性功能衰退过程。
√ 对中老年人的生活质量有一定的改善作用。
√ 对整体健康状况有改善作用。
√ 有助于延年益寿。

·运动对肌肉的影响·

在 20 ~ 40 岁之间，年龄的增长对人体肌肉的影响并不是特别明显，但一到 50 岁肌肉量就开始快速走下坡路，这是一个生理性的过程。随着年龄的增长，人体肌纤维的数量也在不断减少，做同样的动作，单位肌纤维必须做更大的功才能应对外界刺激反应。同时，单位肌纤维的粗细也将发生变化，伴随着肌腱水分减少、腱组织僵硬、新陈代谢能力下降，整个人体肌肉功能也将发生退化。同时，肌肉一样遵循用进废退的法则，长时间运动不足会加剧肌肉量的减少。运动养生对全身肌肉有很大好处，人体共有肌肉 639 块，分为随意肌和不随意肌两大类。体内的运动和体力都是由肌肉的收缩而产生的，若坚持运动可使肌肉纤维逐步变粗而且坚韧有力，所含蛋白质及糖原等储量增加，血管变丰富，血液循环及新陈代谢得到改善，反过来又可使肌肉的耐力、速度、灵活性和准确性提高，从而防止肌肉的老化。

·运动对骨骼的影响·

全身共有骨骼 206 块，对人体起到支架、保护和运动的作用。骨髓还具有造血机能。骨组织中主要存在两种细胞：成骨细胞和破骨细胞。正常情况下，两种细胞发挥作用，保持动态平衡，但随着年龄的增长，骨组织的丢失会慢慢高于骨组织的形成，骨的吸收和形成的平衡会逐渐被打破。此时骨组织中的矿物质就会减少，骨的密度降低，骨头也会越来越“脆”了。因为骨组织的丢失慢慢大于骨组织的形成，所以很多人在步入中老年后会患上骨质疏松症。

运动可加强骨骼肌的营养，使骨骼很好地发育和生长，促进骨质增强，使骨骼能够承担更大的负荷。肌肉附着于骨骼，坚持运动可使肌肉附着处的骨突增大，改善骨的血液循环及代谢，使骨外层的密度增厚，里层的松质在分布上能适应肌肉的拉力和压力的作用，骨质更加坚固，并可提高骨骼对抵抗折断、弯曲、压缩、拉长和扭转的机械性能，加强关节的韧性，提高关节的弹性和灵活性，防止骨质疏松，可使人感到轻松，牢固性及承受的压力比一般人高。

·中老年人的运动与注意事项·

由于年龄及相关的生理特点、心理状况、健康情况、社会条件等方面的原因，中老年人适宜参加的运动范围与青年人是有很大区别的。

一般来说，喜欢运动的中年人，在青年时期就已经有适合自己的运动习惯和喜欢的运动项目了，他们有一定的运动基础，所以能够根据自己的兴趣来选择适合自己的运动。适合他们的运动项目是非常多的，只要根据自己的身体状况不断调整运动方法或者降低运动强度，就可以继续沿用以往的运动习惯来进行锻炼。

那些青年时期不喜欢运动的中年人，缺乏运动习惯和运动基础，往往体质较弱、健康不佳，适合他们的运动项目会比喜欢运动的中年人少很多，具体可参考老年人适宜参加的运动项目。

老年人在选择适宜的运动项目时，一定要综合考虑内外因。内因是指老年人的生理、健康等方面的特征；外因则是各个运动项目的强度、危险性、复杂性、趣味性等特点。内外因相结合，再对照自身的条件，就可以量身定制一系列运动计划了。

生理学因素

◎ 老年人的心肺功能有一定的衰退，不适合参加强度较大的运动

◎ 老年人对气候、天气变化的适应能力较差

◎ 骨、关节、肌肉、韧带均有一定程度的衰老，平衡能力和神经肌肉协调性也逐渐变差，运动时容易受伤且不易康复

心理与认识因素

◎ 青年时期就不喜欢运动的老年人，现在对参加运动锻炼更没有兴趣

◎ 觉得老年人需要静养，没必要参加运动

◎ 一些老年人喜欢安静，不愿意参加集体性活动

老年人选择运动项目时要考虑的内因

综合以上因素，再结合各项运动自身的特点，我认为中国的中老年人最适宜参加的十项运动是：步行、太极拳、八段锦、十二段锦、六字诀、自行车运动、功率自行车运动、健身跑、游泳、保健操。

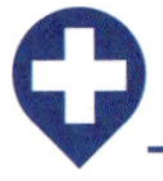

谨记
四大运动误区

·误区一：运动量越大、频率越高，越能起到锻炼效果·

大家都知道，运动可以改善心肺功能，能够预防心脑血管疾病，但是运动量过大、运动频率过高则会起到相反作用。心肺、各组织肌肉其实经过一天的锻炼，均需要足够的休息才能恢复机能，太频繁将反而加重器官的负担。一般来讲，每周运动 3 ~ 4 次，每次 30 分钟左右即可。而一些运动量不大的运动，如打太极拳、短距离散步，则可以每天都做。

·误区二：清晨是运动锻炼最合适的时光·

关于什么时间锻炼这个问题争论了好多年，很多人都选择清晨锻炼，有时甚至是凌晨天未亮时，在此，需要说明几个问题。虽然经过了一夜的休息，很多脏器都得到了恢复，但清晨也是胃排空的时候，容易出现低血糖。冬天清晨气温低下，容易发生感冒，过度的锻炼也将极大提高心脑血管意外发生的风险。喜欢清晨锻炼的老人，要注意补充好能量，运动量不宜过大。

因此，我们建议选择下午 4 点左右进行锻炼。这个时候，由于城市和郊区大气流动的影响，城市空气质量较好，也没有汽车上下班带来过量尾气，身体经过一天的“热身”，早已具备运动的能力。

此外，很多城市人喜欢在晚上八九点外出运动，此时就需要注意安全了，晚上也不宜运动量过大，以免太兴奋而造成失眠。

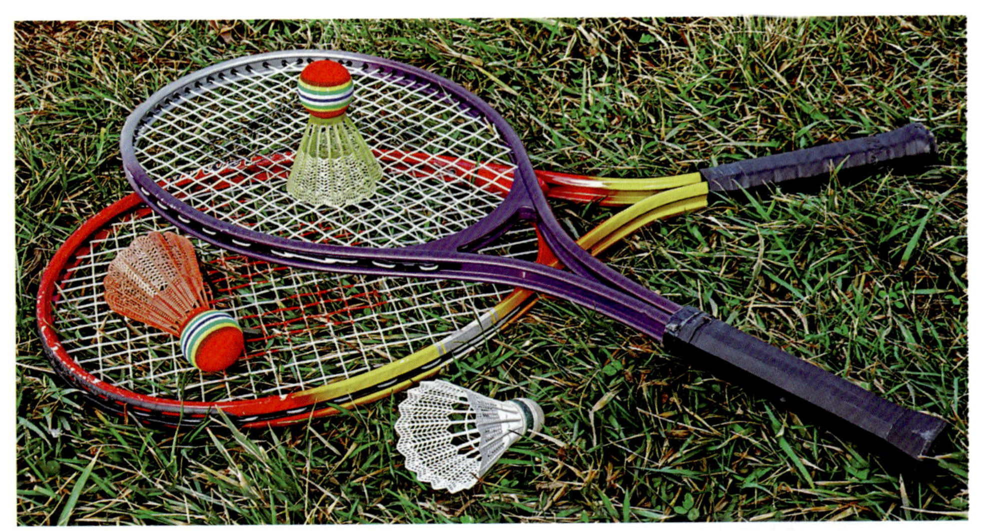

·误区三：运动锻炼强度要大到全身出汗才有效果·

运动锻炼强度的大小是要按照各自的年龄、体能、健康状况而定的，不能一概而论，更不能以是否出汗或出汗多少作为标准。每个人运动锻炼强度的大小应当咨询医生，由医生检查身体后决定。运动锻炼强度的指标比较常用的是脉搏数，一般来说，普通人运动锻炼时最高的脉搏数最好不要超过“170- 年龄”得到的这个数值。

·误区四：只有练习跑步，才能锻炼心脏，增强体质·

实际上，步行运动也能锻炼心脏。加拿大运动医学专家罗尔 · J · 谢帕教授建议把循序渐进的快速步行作为强身健体的运动。快速步行同跑步一样，能提高机体耗氧量，促进代谢，对心脏也有锻炼作用，但步行的速度应达到每 15 分钟 1000 ~ 1600 米，步行距离应为跑步距离的 3 倍。老人进行步行锻炼要比跑步安全，因为步行时膝关节承受的力量比跑步小 2 ~ 3 倍，而老年人参加跑步锻炼容易发生运动损伤。据文献报道，老人跑步时，下肢运动损伤（包括肌肉损伤）的发生率高达 50%。

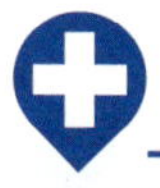

晨练，你做对了吗

黄先生是一名新晋跑友，根据自己的生活习惯和工作时间，决定在气温较低的清晨进行跑步锻炼。他认为清晨空气好，早起一次锻炼能尽快唤醒大脑和身体进入状态，为新的一天做好准备。但是近来，黄先生却被一个问题所困扰，那就是晨练前需不需要吃早餐。如果不吃早餐，饥饿感难以忍受，还容易造成低血糖；如果吃早饭，在饭后剧烈运动又害怕得阑尾炎。这实在是一个令人纠结的难题。

对于这个问题，首先要明确的一点是，无论是否晨练，早餐一定要吃，只是何时吃要有讲究。

我们的人体，各个器官都有一套自己的生物钟，经过一晚上的休息，人体的消化系统已经开始恢复，特别是胆囊，此时已经充盈好胆汁。如果正常吃早餐，胆囊收缩，胆汁外排，可以充分地协同其他消化液消化食物；如果不按时吃早餐，没有食物的刺激，胆汁不外排，胆囊继续充盈，久之容易诱发胆囊炎。此外胆汁中的一些无机盐日积月累沉积下来，也会形成结石，阻塞胆道。

如果晨练中出现头晕、心悸、脚软、站立不稳等症状，这说明你可能存在低血糖。糖尿病患者都明白这样一个道理，宁可血糖偏高点，也不能太低，因为过低的血糖对大脑造成的危害是不可逆甚至是致命的，此时应立即停止运动，补充能量。此外，对于有心脑血管疾病的人来说，晨练前应当适当补充能量。晨练前的早餐适宜摄入富含碳水化合物的食物，因为这些食物可以有效提高体内血糖水平。

另外，晨练还要注意喝水，经过一夜的睡眠，身体消耗掉大量水，正处于缺水状态，血液比较黏稠，流动减慢，容易发生心脑血管意外。此时，如果喝上一杯温水，将大大降低血液黏稠度，加速血液循环，唤醒身体机能，加快新陈代谢，促进代谢废物的排除。

秋冬季锻炼莫“较劲儿”

·别和强风“较劲儿”·

即使在严寒的冬天也要适量运动，以提高身体的抵抗力以及应对寒冷环境的适应能力。冬季运动一定要掌握好运动时间，不宜过早晨练，以免寒冷空气使血管骤然收缩，导致血压迅速升高。中老年人要选择适当的运动项目进行锻炼，避免冬泳等耐寒锻炼，因为温度过低容易诱发心脑血管疾病的产生。

健身时不要和强风较劲，同样的温度下，如果有风，会让人感觉更冷。因此，在严寒刺骨的强风中锻炼，近似自虐，有悖于健身、娱乐的原则。

·别和雾霾“较劲儿”·

秋冬季节，雾气较多。现代社会，由于空气质量的恶化，雾霾天气也在逐渐增多。雾霾天气发生时，空气中悬浮的微小颗粒污染物增多，这就为细菌、病毒的传播提供了土壤。此外，雾霾微小颗粒本身也会对呼吸系统造成损伤。所以雾霾天里，鼻炎、气管、支气管炎、肺炎、感冒等的发病率骤升，长期处于这种环境甚至还会诱发肺癌。因此，别和雾霾“较劲儿”，别拿自己的身体开玩笑。

·别和感冒“较劲儿”·

秋冬季天气变化多端，是感冒的高发期。一个人得了感冒，就会觉得浑身无力，容易疲惫，如果这时又有发烧的症状，更会加重体能的损耗。感冒过程中，机体免疫系统奋起反抗，如果此时参加锻炼，无疑会增加自身免疫系统的负担，一些原本可以通过自身的抵抗力消灭的病菌，反而会肆意繁衍，从而引发一系列更为严重的疾病，迁延难治。

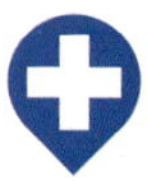

骨筋肉康复**健身操**

运动是身体最好的“补药”。这套“骨筋肉康复健身操”是我在多年临床工作经验的基础上根据筋骨病的发病机理和疾病进展总结创造出来的，其中含有大量的伸展、背伸、后仰、扩胸等拉筋动作，非常有益骨骼健康，动作优美之余又能起到全身锻炼的效果。

手机扫一扫，看真人演示

两手叉腰，头颈后仰观天，并逐渐加大幅度，稍停数秒后还原，头向前倾，并逐渐加大幅度，使下巴尽量靠近胸骨还原，重复 4 次。

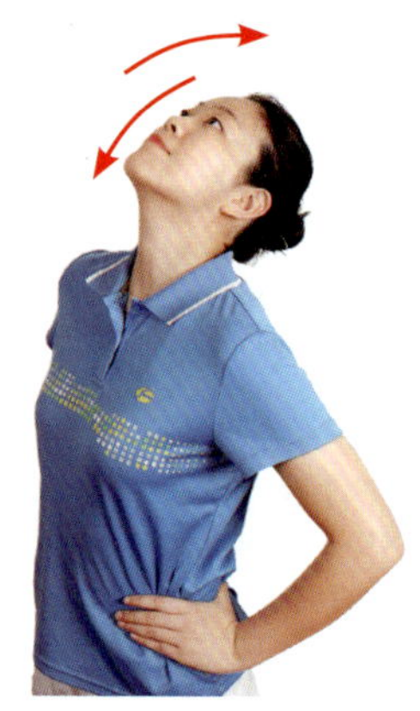

两手叉腰，头颈轮流向左、右旋转，每当转到最大限度时，稍稍转回后再超过原来的幅度，两眼亦随之尽量朝后方或上方看，两侧各重复 4 次。

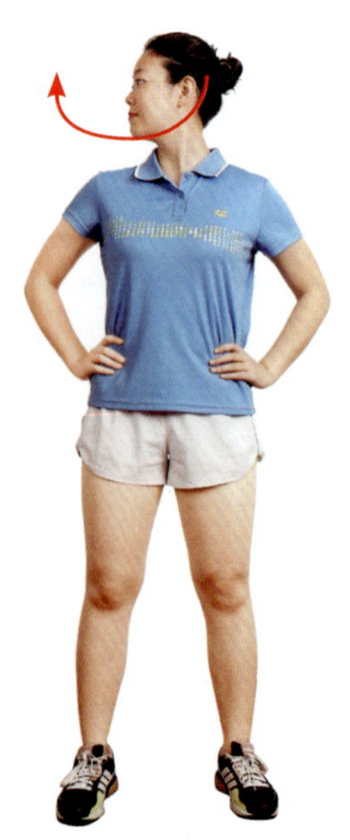

双脚分开与肩平，双手自然下垂，肩部从前往后环绕4圈，再从后向前环绕4圈。

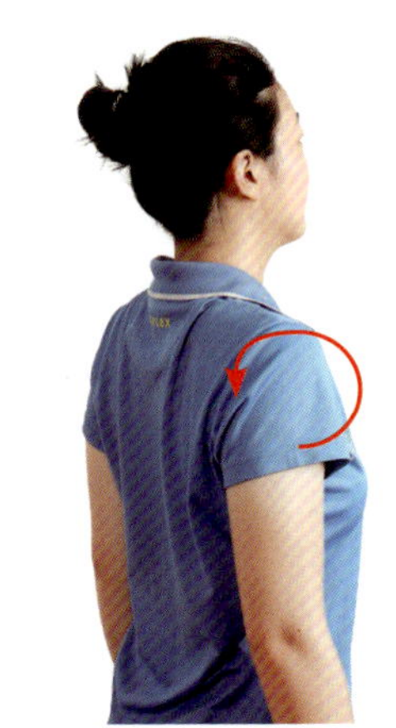

第4招 左右压肩

头往右侧，左手将头部往左压，持续对抗数秒钟后还原；头往左侧，右手将头部往由压，持续对抗数秒钟后还原。重复4次。

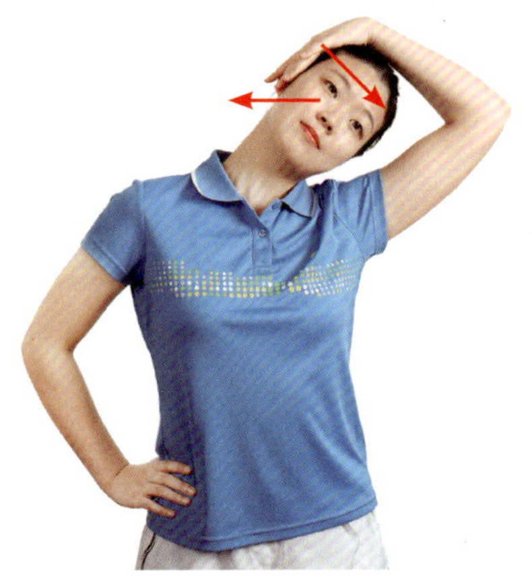

第5招 颈臂抗力

双手交叉紧抵头后枕部，头颈用力后伸，双手则用力阻之，持续对抗数秒钟后撤力，重复4次。

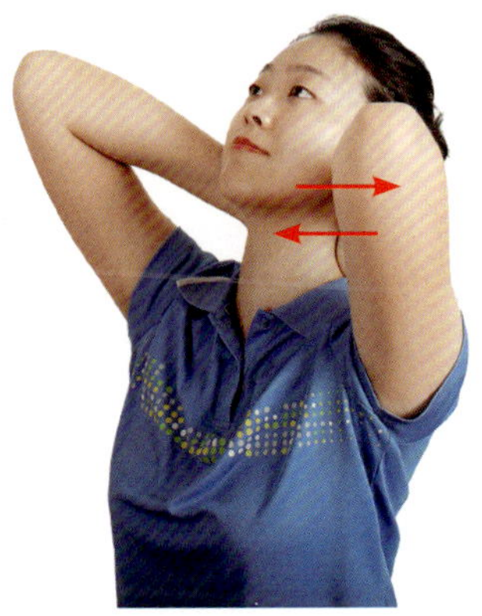

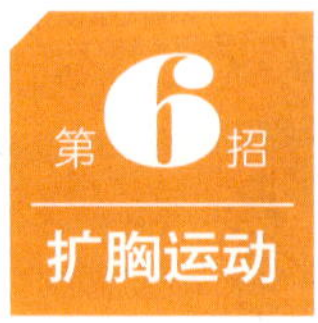

双肘屈曲，抬于胸前，两肘分别向侧后方拉伸，重复 4 次。

手下垂，双目平视，收腹挺胸，左脚旁开一小步，左臂先上举后伸直平展于身体左侧，右臂先上举后伸直平展于左侧抱前，身体向右侧倾斜，右上臂做拉弓射箭动作。同法做右侧，左右各重复 4 次。

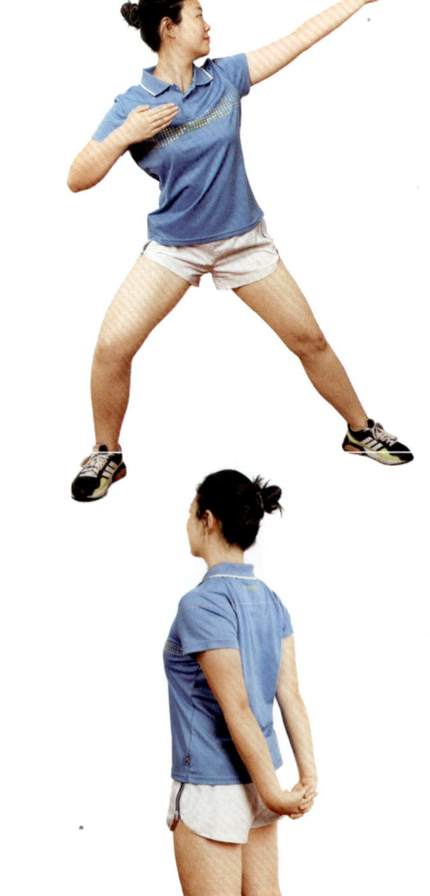

双手十指交叉于胸前掌心向外伸直，含胸拉背，持续对抗数秒钟后，双手十指交叉于后背掌心向内伸直，护胸拉肩，持续对抗数秒钟后还原；双手合掌上掌心向外举向左右两边侧腰，前伸、后伸、上举各重复 4 次。

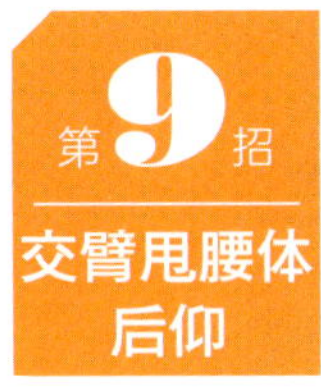

双手交叉翻臂，向左转腰，向右转腰，回正展肩，双手合十靠背，身体尽量后仰，重复 4 次。

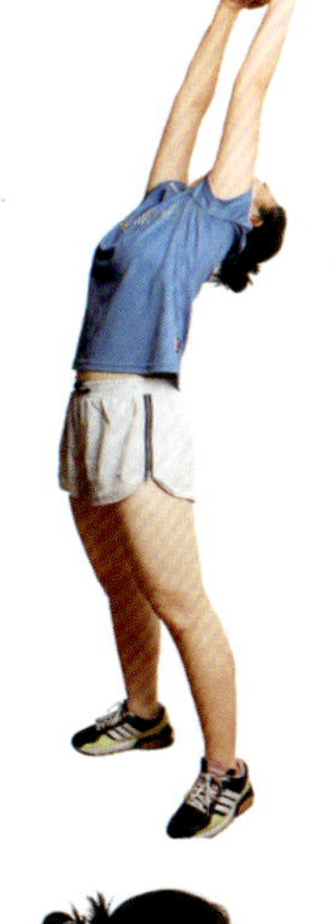

第10招 转体拍肩

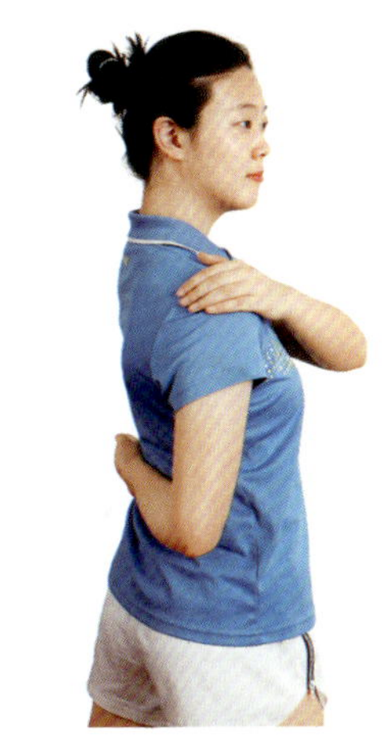

左转身右手掌拍左肩，左手背从身后拍右腰，持续对抗数秒钟后，右转身左手掌拍右肩，右手背从身后拍左腰，重复 4 次。

双脚分开与肩齐，双手撑腰，臀部从左至右旋转，左右方向各转 4 圈。

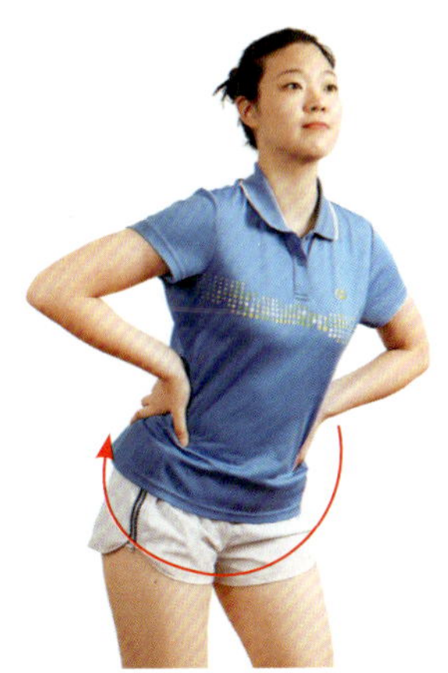

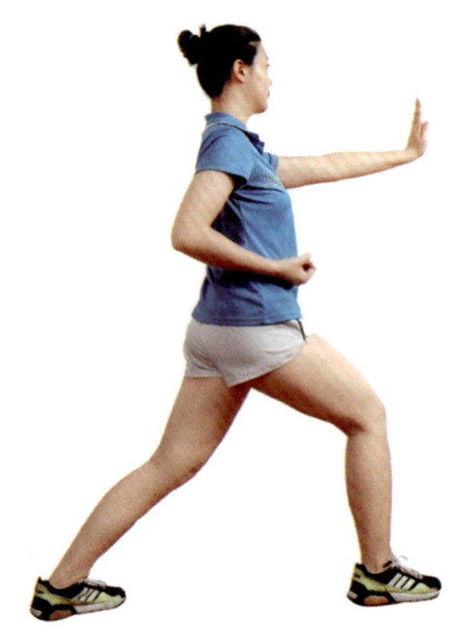

第12招 左右云手

左弓步，左手臂伸直向左侧画半圈，右手伸直手掌向左侧推，同时左手握拳收回于左腰；右弓步，右手向右画半圈，左手伸直手掌向右侧推，同时右手握拳收回于右腰。各重复4次。

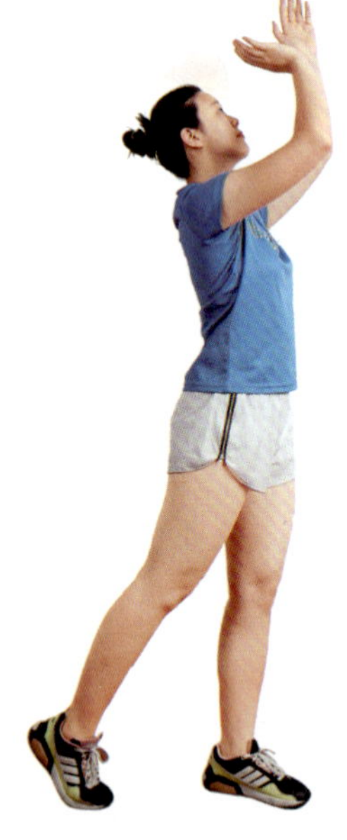

第13招 慢跑投篮

双臂并屈作拍球状，双脚小碎步三步再举双手投篮，同法锻炼对侧。

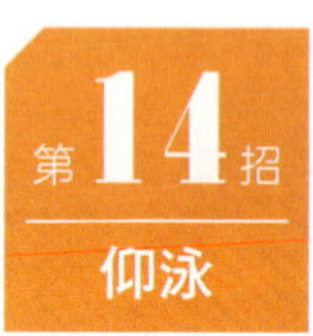

双臂上举向后旋转，同时脚向后移4小步，即仰泳动作，重复4次。

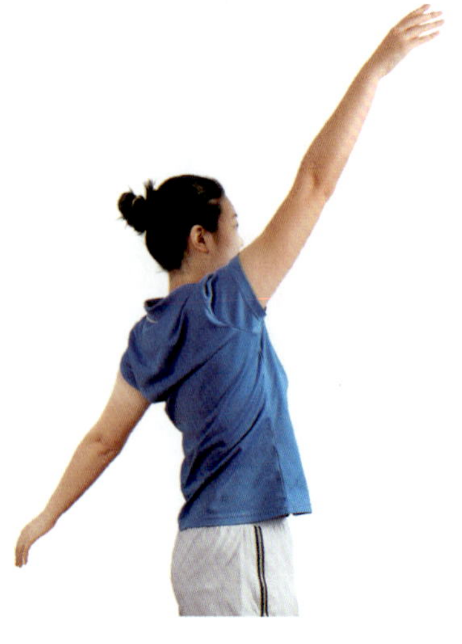

第15招 高吊球

右脚后退一步，面向右侧，右上臂向上举前压，同时左上臂向左后压拉。右脚前进一步，面向左侧，左上臂向上举前压，同时右上臂向右后压拉，相当于羽毛球的高吊球。重复4次。

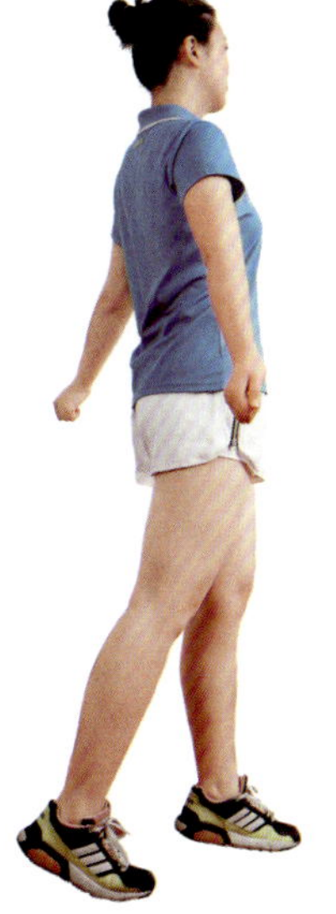

第16招 跳绳

双脚向前一小步的同时，双手向上再向后旋转。双脚向后跳时，双手向下向前旋转；双脚向前跳时，双手向后旋转，相当于跳绳动作。重复4次。

双脚弓步，左手外展拉伸，右手做旋转平展于身体后侧，同法锻炼对侧，重复4次。

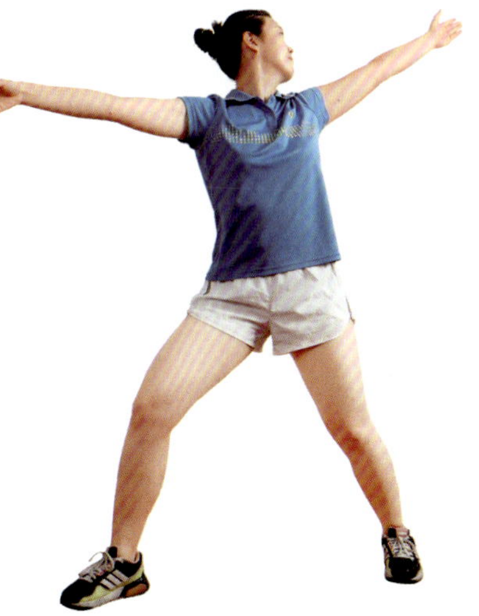

两腿先后屈髋屈膝，踢腿后还原，重复 4 次。

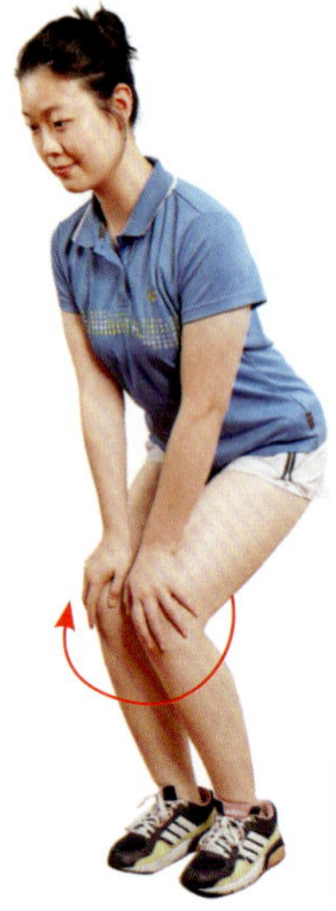

第19招 左右绕膝

双脚分开与肩齐，身体半蹲，双手扶膝，膝部从左至右旋转，左右方向各旋转 4 圈。

第20招 旋转脚踝

双手十指相交，同时左、右脚踝各自旋转 8 次，达到松腕松踝的目的。

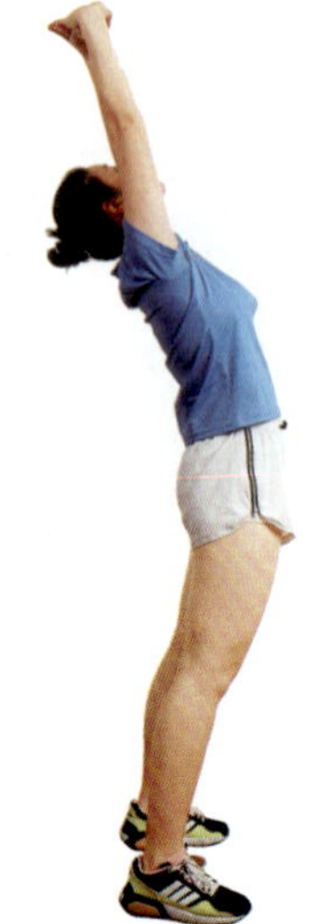

第21招 放松运动

双脚分开与肩齐，身体半蹲，双手下划至膝前，起身双手于头两侧高举，双拇指交叉，脚跟抬起尽量拉伸，停留 10 秒后还原，并配合呼吸。

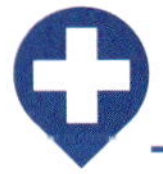

一套肌骨功，告别颈肩腰腿痛

众所周知，“八段锦”是我国传统医学中流传最广、影响最大的一种导引术，健康人长期锻炼，可强筋壮骨、益寿延年。八段锦对于健康人来讲，功效极佳，但其部分动作对某些骨伤病患来讲并不完美。作者在学习了八段锦、太极、瑜伽等健身术，结合现代医学的基础上，研制出更加适合颈肩腰腿痛患者朋友的一套功法——“肌骨拉伸功”。该功法通过拉筋、舒展等动作，充分锻炼到颈、肩、腰、腿部的“筋肉”组织，效果极佳。

手机扫一扫，看真人演示

·准备·

①于安静环境中，心静体松，思想上排除一切杂念，不受外界干扰。

②身体自然直立，两脚开立，与肩同宽，脚尖向前，两臂自然下垂。

③两手放在大腿外侧，眼平看前方，有意识地让全身关节、肌肉以及内脏等达到最大限度的放松状态。

④意守丹田，调整呼吸至自然缓匀，徐徐吞吐，与动作自然配合。

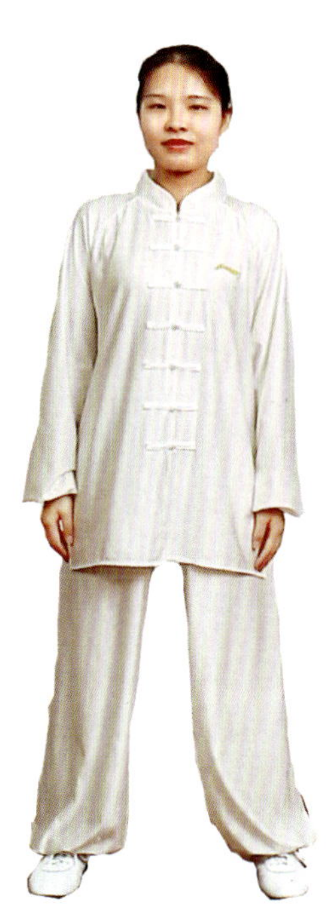

·第一节 后位拉伸·

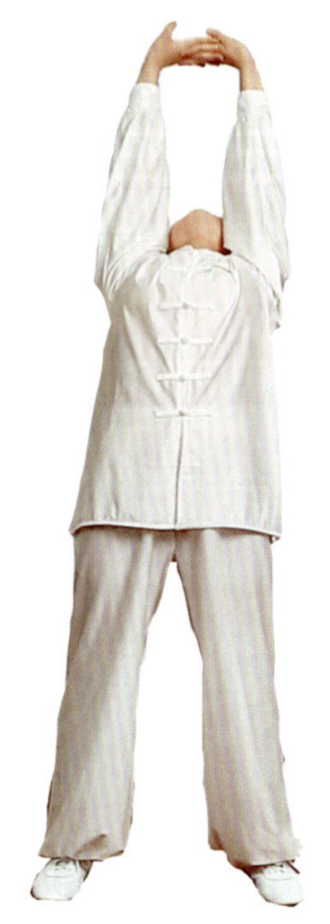

①站立，双脚打开，比肩宽，双手掌心向上，手指交叉于下腹部。

②呼气，以肩关节为轴，双手交叉由下垂逐渐抬高至头顶，此时双手掌心向下。

③吸气，保持双手交叉状，并翻转手掌向上，同时往上拉伸双臂。

④呼气，双臂随上身逐渐后仰拉伸至极限位置。

⑤吸气，收回。

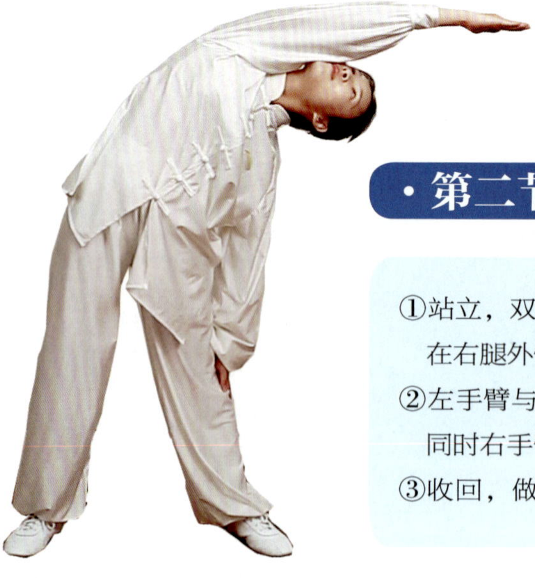

·第二节 侧位拉伸·

①站立，双脚打开，比肩宽，右手臂自然垂放在右腿外侧，左手臂向上伸直，掌心朝内。

②左手臂与头部逐渐向右侧下压至极限位置，同时右手臂逐渐顺势下移至右小腿部。

③收回，做另一侧。此为一组。

·第三节 旋转拉伸·

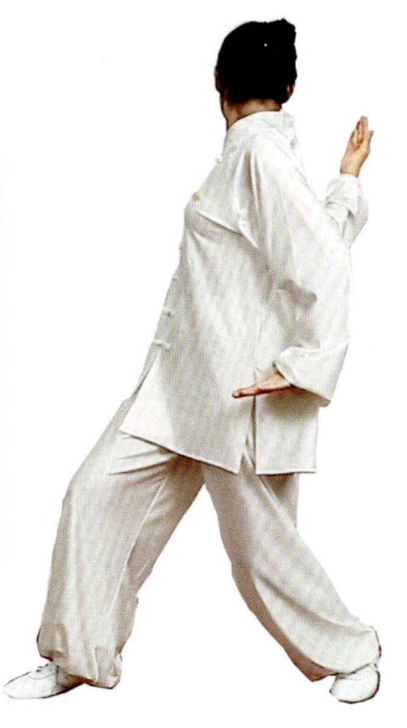

①站立，双脚打开，比肩宽，左上臂向前与臂平齐，左手掌向下，左前臂弯曲，如太极云手状于胸前，缓慢下压。

②右手臂也如太极云手状逐渐抬举，目视掌心，缓慢往后上方旋转（以腰带动）至极限。

③收回，做另一侧。此为一组。

·第四节 深蹲·

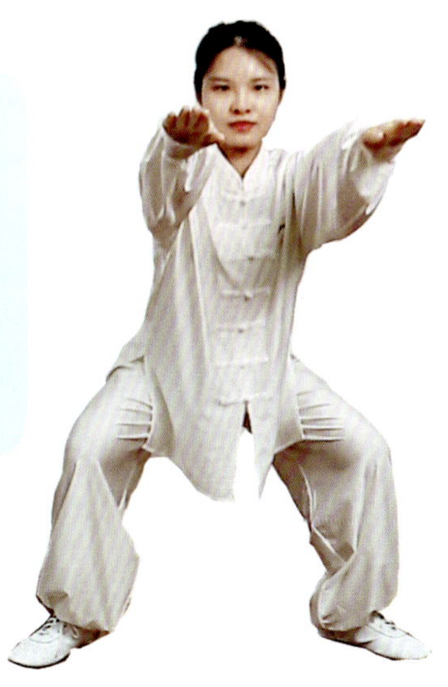

①站立，双脚打开，比肩宽。

②下蹲，腰背尽量挺直，身体重心往后，膝盖不要超过脚尖。

③在下蹲至大腿与小腿夹角呈90°时，保持30秒，起立。

·第五节 整体拉伸·

①站立，双脚打开，比肩宽，双臂自然下垂。

②右腿站立微屈，左脚向前迈一步，脚尖点地，双臂手掌朝后，交叉重叠，高举至头顶，并强力牵伸，同时身体逐渐后仰拉伸至极限位置。

③缓缓收回。

④右腿保持站立，左脚向后滑，脚尖点地，身体呈45°向前倾斜，右手臂朝前伸直逐渐抬高至肩部以上，左手臂朝后伸直并抬高至极限位置。

⑤上身逐渐往前往下压，右脚站立，左脚离地，双臂前后伸直呈一条线，双手掌自然展开，保持30秒，然后做另一侧。此为一组。

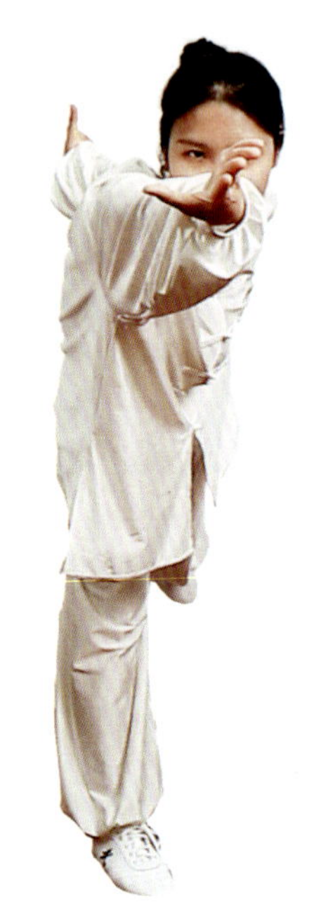

一套“肌骨拉伸功”可充分从后方、侧方及整体拉伸、舒展到颈、肩、腰、膝等部位的筋肉组织，起到锻炼作用。适用于颈椎、腰椎、肩关节、膝关节等疾病患者。此外，在锻炼过程中，患者呼吸吐纳，有利于改善心肺功能，做完会有微微出汗、神清气爽之感。

该功法无需特殊场地、器材，十分简便、易学，无论您是上班族，还是在家照顾孙辈的老年人，如果您正被颈肩腰腿疾病困扰，那么不妨试一试每天练习“肌骨拉伸功”。

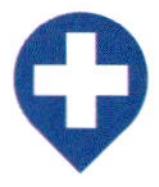

运动损伤的预防与处理

造成运动损伤的原因有很多，如训练水平不够、身体素质差、动作不规范、缺乏自我保护能力、运动前不做准备活动或准备活动不充分等都能造成运动中的损伤。运动损伤包括急性运动损伤和积累性慢性损伤两种。

· 运动损伤的分类 ·

运动损伤按不同的标准可以分为不同的类型：

◎按损伤组织的种类：肌肉拉伤、骨折等。

◎运动能力丧失的程度：可锻炼、减少锻炼、不能锻炼。

◎按运动创伤的轻重：轻、中、重。

· 运动损伤的预防 ·

那么，究竟该怎样运动，才能在强身健体的同时，避免受伤呢？

首先，运动要循序渐进。运动的时候一定要注意把握“度”，原则上从不负重到逐步负重，可从坐着动、躺着动或水上运动，过渡到站、走、跑、跳等运动方式，在运动中逐步增量、增速、增加运动的幅度。

其次，运动需要动态管理。运动时要注意把握住自己当下的状态。“跟着自己的感觉走”对避免受伤很重要，觉得自己状态好时可多练一些，状态不好要少练一些，一旦感觉不舒服就要立即停止运动。

一般来说，在进行运动的时候，我们应该做好以下几个方面的预防工作：

1 思想

不要觉得运动损伤离我们很远，要养成安全意识，遵守体育锻炼的各种原则，能够让你更好地预防运动损伤。

2 场地和设备

运动场地和器械不仅能影响运动效果，还对运动安全有很大的影响。进行锻炼前要检查场地是否适宜运动、器械设备有没有损坏。

3 穿戴

运动时要穿宽松的衣服，以方便伸展。同时，要注重选择合适的鞋子，人体运动时，身体的重力全部通过双脚传递下来，可以说双脚是跑跳等运动的支点。好的鞋子的标准是：大小合适，缓冲性好，防滑性能好。穿上好的鞋子才能在运动过程中最大限度地避免运动损伤。

4 热身活动

我们身体各部位肌肉都充满了运动感受器——肌梭，又称肌纤维，是肌肉的运动单元，可以起到感受、协调平衡的作用。在进行较大运动量、较强程度或较剧烈的活动前，一定要进行热身活动。特别是经常不运动的人，身体各部位肌肉都暂时不能适应剧烈活动，要通过充分地拉伸、舒展，重新唤醒、激发肌肉运动感受器。同时，热身运动也可以加快肌肉血液循环，增加肌肉灵活性，提高运动适应能力，避免运动损害，提高运动效率，使人体更快地达到最佳状态。

5 放松运动

日常生活中，大部分人在运动后会感觉十分疲惫，只想快点休息，其实运动后的放松运动和锻炼同等重要。大量运动过后，肌肉内会产生大量的乳酸堆积，剧烈运动后马上停下来，大量乳酸一时得不到分解，反而不利于肌肉放松。正确的做法是，慢慢降低活动强度，给机体一个缓冲的时间，促进骨骼肌细胞内乳酸外排，降低游离钙离子浓度，松弛肌纤维，从而减轻肌肉紧张状态，这将更加有利于消除疲劳，恢复肌肉功能。

・运动损伤的处理・

虽然以上的预防工作能减少运动损伤发生的概率，但事无绝对，我们在体育锻炼时受伤了要怎么办呢？

1 立即停止运动

运动损伤多是由不恰当的运动方式或过度运动造成的，受伤后要立即停止运动。即使是轻微的损伤，如果不及时停止，继续运动将会加剧损伤。有时受伤后，疼痛、肿胀没那么明显，但这并不表示没问题，有时裂纹骨折也会演变成完全移位骨折。

2 及时进行治疗

如果在锻炼的过程中受伤了，一定不要大意，要及时咨询运动损伤方面的医疗专家，仔细听取他们的建议，根据他们的建议来调整损伤后的恢复以及运动。如果出现出血、剧痛难忍、严重肿胀、开放性骨折，要立即就医。如果证实只是单纯的扭伤，也要立即冰敷，减轻肌肉内微小血管出血、肿胀，待情况稳定后也要及时就医确诊。

3 保持充足休息

注意休息，利用人体的自我修复功能来加速运动损伤的恢复，这样做最易治愈损伤。老年朋友们在运动损伤后一定要更注意休息，修复损伤的时间因人而异，要根据自己的实际情况适当延长休息时间。

4 进行恢复训练

在继续体育锻炼之前可以适当做一些恢复训练，让身体慢慢回到没受伤之前的状态。千万不要在受伤还没有痊愈的状态下进行运动量过大的运动。

小小的运动损伤，如果处理不当，也可能转变为不可逆的损伤。所以，要正确认识、加强预防运动损伤，在损伤后及时就医，保持充足休息，不要在伤还没有痊愈的情况下就急于进行运动。

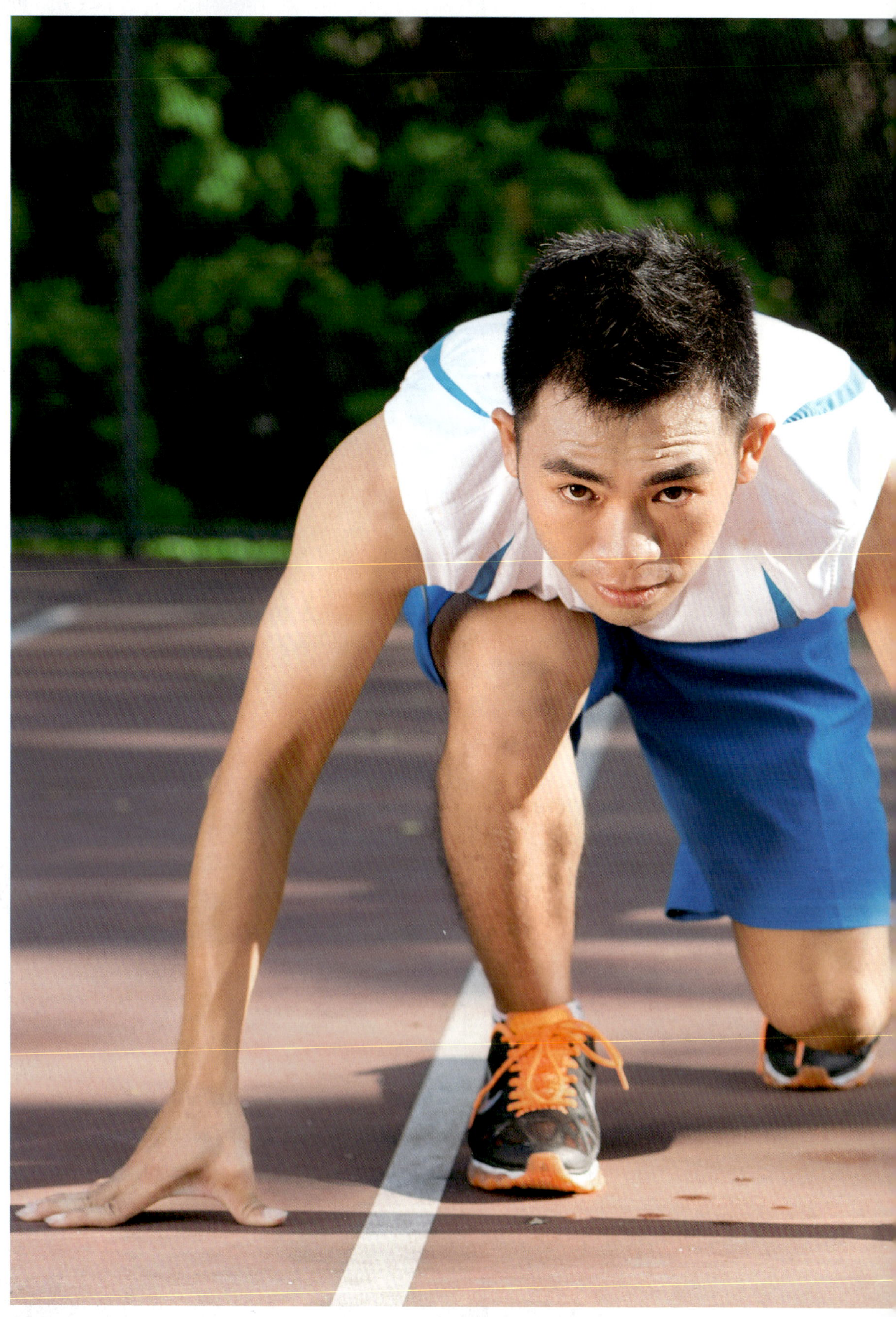

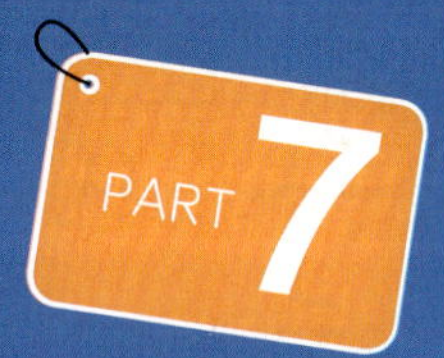

颈肩腰腿痛的特色防与治

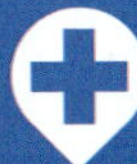

针对生活中越来越多的颈肩腰腿痛患者，日常预防刻不容缓。根据多年的临床经验，我们将日常预防方式总结为过“五好人生”；此外，对于有颈肩腰腿痛的患者，正确的治疗非常关键，我们独具特色的肌骨同治法发挥了重要的临床治疗价值，受到广大患者的青睐。

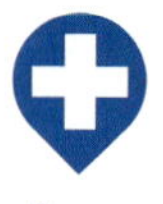

过“五好人生”，助你预防疼痛

身体像一台机器，要懂得保养、维护，才能使用得更久。如果我们对它不够关心，疯狂地玩、疯狂地吃喝，自身取得了满足感，至于造成的后果，总是丢给身体自己去处理。殊不知，只有平时注意预防，才能畅想快乐人生。我们将中医养生之道通俗易懂地概括为过“五好人生”，即“睡好”“坐好”“吃好”“动好”“心情好”。下面我们将从这五个方面谈谈在日常生活中的保健常识。

• 睡好 •

人的一生中约 1/3 的时间是在睡眠中度过的，良好的睡眠可调节生理机能，维持神经系统的平衡。现在有很多疾病，尤其是颈肩腰腿痛疾病，都是睡出来的。

人的睡眠质量和三种东西有关——床垫、枕头和被子。这三个道具搭配不好，就容易睡出筋骨毛病来。

首先，选择床垫不能过于柔软，要有一定的硬度。只有软硬程度合适的床垫才能让我们的躯体有良好的力学支撑，让神经、肌肉、关节在睡眠的过程中真正得到休息放松。过于柔软的床垫会让身体支撑不平衡，该支撑起来的部位没有支撑好，特别是腰背部，所以很多腰椎疾病患者越睡越觉得不舒服。

其次，枕头的选择也要引起大家的重视。枕头不能过高，也不能过低。枕头过高，将人为地使颈椎处于被动前屈的体位；枕头过低则颈椎生理曲度悬空，得不到有效的支撑。合适的枕头，其相对高度要使平躺时，正好能支撑起后面的脖子窝，侧躺时能很好地支撑头部和肩膀之间的高度差。

枕头一定要符合个性化需求，即使是不同时期，每个人也要随着身体变化、枕头弹性等因素的改变而及时更换枕头。个性化并不是指需要特殊定制，在这里教给大家一个小方法，可以用浴巾卷成圆筒来衡量高度是否合适，根据这个高度自己制作枕头。

不适合自身的床垫、枕头会导致睡眠时肌肉不能充分放松，而造成筋肉紧张、僵硬，甚至脊柱小关节紊乱、生理曲度改变。

检验是否睡得好的唯一标准就是睡醒后是否舒服。如果睡完第二天起床颈肩腰背酸痛，比睡前更不舒服，那很有可能是您的床或枕头有问题，是需要引起重视的。

·坐好·

除了睡觉时间，现代人一天中大部分时间无论是工作还是休息都在“坐着”。尽管我们建议坐久了要起身活动一下，但坐着的时候，椅子合不合适、舒不舒服、坐姿是否标准等仍密切关系到脊柱的健康。

首先，挑选椅子不能太矮，以避免身体被动前倾。要高度适宜，使大腿和小腿在放松状态下呈 90°。

其次，坐姿要端正，大腿和上半身躯干呈 90°，或略微大于 90°，脊柱两旁肌肉微微用力挺直，拒绝“北京瘫”！双腿自然放松，大腿和小腿略呈 90°，减少“二郎腿”。现代社会，很多人坐着看电视时，会不自觉地向一侧倾斜，这样容易造成单侧脊柱旁肌肉过紧、另一侧过松，长此以往，可能会导致脊柱侧弯、腰肌劳损等腰椎疾病。

再次，抬头电脑办公时，电脑最好垫高，屏幕与眼睛齐平或略高，颈椎不要前屈，也不要“探脖子”。

现代人的生活和电脑息息相关，就连上班也要在电脑前工作，一坐就是一天。经常久坐的电脑族一定要注意自己的坐姿，小心“中招”！

・吃好・

民以食为天，饮食在维持生命、促进健康、延年益寿等方面起到了非常重要的作用。常见的慢性疾病几乎都与吃有关，如果我们能在“吃好”这件事情上多下功夫，那以后患慢性病的风险将大大下降。对颈肩腰腿痛来说，何谓“吃得好”？

1 膳食平衡与颈肩腰腿痛

古人曾说，“五谷宜为养，失豆则不良， 五畜适为益，过则害非浅， 五菜常为充，新鲜绿黄红， 五果当为助，力求少而数”，讲的就是饮食要均衡，结构要合理，不要偏食，以谷物、豆类为主，进食足量蔬菜，以动物性食物作为补充，兼食水果。现代社会，条件优越，很多人天天追求大鱼大肉，不注重饮食平衡，早早地患上了各种富贵病，导致肌肉松弛、骨质疏松。我们并不是推荐全素食，而是要注重营养平衡，各种食物都要适量、有度。颈肩腰腿痛患者对营养和饮食有着特殊的要求，既要顾及人体各种功能、代谢和消化功能等情况，又要顾及强筋健骨的功能，所以对颈肩腰腿痛患者要辩证处理膳食平衡。

2 补钙与壮筋健骨

受现在铺天盖地的广告的影响，很多人以为颈肩腰腿痛是缺钙所致，但对于是否缺钙，还是要经过医生的评估才行，很大一部分颈肩腰腿痛并不是缺钙所致。需多补钙的疾病医生会特别说明，建议还是不要盲目服用补钙产品。

与补钙产品相比，食物补钙也有很好的效果，安全可靠，可起到保健防病作用。除养成每天喝牛奶或奶制品的习惯，还可适当多吃小白菜、西蓝花、油菜、生菜、菠菜等含钙较多的蔬菜，含钙高的食物还包括各种豆制品、芝麻酱、海带、虾米等，富含维生素 D 的食品有禽类、蛋类、动物肝脏等。多食用这些食物，可以保证体内钙代谢的平衡，维护运动系统，即骨骼肌肉系统的正常功能，壮筋健骨，预防骨质疏松。

3 酒与颈肩腰腿痛

考究繁体的“醫”字，下面是个“酉”字，就像酒坛之形。《中华小字典》“酉，酒本字”，即酉就是酒。《说文》：“醫，治病工也……酒所以治病也。”这些都说明酒与中医药是密不可分的。

中国历代医家在长期医疗实践中发现，酒方能防治颈肩腰腿痛。其作用包括：其一，引药达痛所，助药势；其二，其味苦甘辛，大热，入方能增强行气止痛和活血散瘀之功。在《本草纲目》中仅药酒方就达69种之多，涵盖了内、外、妇、骨伤以及养生保健等诸领域。酒具有通经络的功效，可以作为使药，带着药在身体里运行，颈肩腰腿痛患者可以在医生指导下选择少量饮用。泡酒治疗颈肩腰腿痛的草药如杜仲、红花、牛膝、川芎、姜黄、独活、生地、木瓜、当归、乌梢蛇等，一般都具有和气血、壮筋骨、祛风湿、止痹痛和补益肝肾等功效。

·动好·

“流水不腐，户枢不蠹”“生命在于运动”，人活着无时无刻不在运动。从中医角度来看，人体就是一个由阴阳运动状态组合而成的整体，生命的历程也就是一个阴阳运动的动态过程。人类健康的状态，很大程度上取决于阴阳运动的规律、人体内的阴阳平衡。正确的运动与休息能让人体阴阳调和，精神饱满，气血通畅，筋肉强健。

现代人能真正做到健康运动的少之又少。好的运动要适合自己，同时也需要注意度的把控，有些人经常运动还总是不舒服，可能是运动方式出现了问题，或者运动的量没有把控好，比如打网球的容易出现网球肘，羽毛球的一些扣杀动作容易造成肩袖损伤。现代社会中，有些年轻的男男女女喜欢上健身房，挥洒一番汗水，一味追求练就各种肌肉，这可能偏离了“运动是为了健康”这个理念本身。

从传统中医角度来看，运动应以舒缓的动作为主，刚柔并济，动静结合，比如八段锦、太极拳等。我们编有“骨筋肉健身操”“肌骨拉伸功”，强调了颈椎病、腰椎间盘突出症等部分患者应多做反向、拉、伸动作，而腰椎管狭窄、腰椎滑脱的一些患者，弯腰拉筋的动作往往可以起到不错的效果。这些都说明了运动要追求个性化，不能看别人做什么自己就做什么，要找到适合自己的运动方式和运动强度，更要遵循循序渐进的运动原则。

·心情好·

已经患病 3 年的李姨今年 60 岁，每个医生都诊断她是骨质疏松。就诊时，她大热天却穿着严实的长袖衣服，解释说怕空调冷。

经诊断，李姨的病症并没有她所描述的那般严重，她是过分地夸大了自己的不舒服。事实上，过分关注自己的不适，容易患上抑郁、焦虑等心理疾病。经过耐心的治疗和沟通，李姨的病情得到了好转。

有些患者的心病比身病更具不良影响，在接受物理治疗的同时，必须重视及调整自己的心理，积极面对，配合治疗。人既有理性，又有感性，情绪是影响人生活质量的重要因素。中医认为，怒伤肝、喜伤心、思伤脾、忧伤肺、恐伤肾，强调情志调和，不可过度，现代也有大量研究表明心情是影响健康的重要因素。乐观的情绪、良好的心情对于减少病痛、提高生活质量有很大的帮助。

心情好就是“舒服”，特别是“舒”字。“舒”字拆开，就是一个“舍”、一个“予”，现代社会充满各种诱惑，人们往往不懂得舍得，放不下金钱、地位，往往身心俱疲，活得不痛快。人来时，身无一物，离开时也带不走一分一毛。只有把健康当作一种信念，看淡名利，学会“舍得”，多“给予”他人，才能心无一物，畅想健康人生。

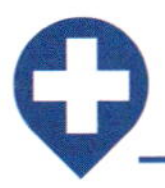

肌骨同治“六大特色疗法”

对于颈肩腰腿痛来说，不能只关注骨骼和关节是否有异常，还应该重视发病部位周边的筋肉状态是否受累。“骨筋肉并重”简单概括，即是在以“骨”的病变为主的疾病演变过程中，同时要注重筋肉组织的病变，要将“骨筋肉”作为一个整体来看待，进行整体的调治，不能“一叶障目，不见泰山”，要用局部与整体相结合的眼光看待病变。

由于骨骼之发病，多伴时间较长、反复缠绵、时而好转、时而复发，因此，骨、筋、肉都有“问题”，只是谁先谁后的问题，所以在治疗保健的过程中要坚持“骨筋肉并重”的治疗理念。筋骨是兄弟，“骨筋肉并重”治骨病。

我们根据骨筋肉并重的学术思想，肌骨同治，分别从骨论治、从筋论治、从肉论治创立了“六大特色疗法”，分别为：“三位动正”整脊手法，小针刀微创松筋疗法，中药痛点病位注射疗法，中药外用疗法，补肾强筋胶囊、温阳通络胶囊、跌打散瘀胶囊等专科制剂药治疗，自编“骨筋肉”保健操。以上的六大特色治疗便是针对骨关节病患者的“治疗—康复—预防”为一体的全病程诊疗理念的体现。

·“三位动正”整脊手法·

该疗法是在“骨筋肉并重”治疗退行性骨关节病的专科学术思想指导下，创新性实施的整脊手法，在体位上进行了创新，同时进行坐位、站位、卧位整脊，做到定点整脊，有别于传统的单一坐位或卧位手法，通过摆置好患者体位，实施摇正、摆正、推正等十种手法，在动中求“正”，纠正病变的脊椎骨，解除痛苦。

该疗法实施过程中在专利整脊椅上实施操作手法，在进行手法治疗过程中要求医患主动配合，具有轻松复位、无须松筋、高效安全的特点，主要适用于颈椎病、腰椎间盘突出症、胸腰椎小关节紊乱等，针对退行性膝骨关节病可采用推髌手法、挟胫牵膝、屈伸膝关节等方法。

·小针刀微创松筋疗法·

该疗法是针对病变周边筋膜组织的治疗方法之一，解决了传统手法松筋耗时、费力、疗效不确定的难题，临床工作中广泛开展了小针刀治疗脊柱相关疾病、膝关节骨关节炎等疾病，并制定了操作规程，通过中医各种针刺疗法，作用到病旁筋膜、筋肉组织，实现松筋、伸筋、舒筋等目的，解除痛苦，适用于退行性膝骨关节病、颈椎病、腰椎间盘突出症等各种痛症。进行针刀操作的时候，时时体现出了“快”“准”的技巧，在最短的时间内，迅速到达病灶，完成操作。

·中药痛点病位注射疗法·

在临床诊疗中，我们创新性地应用穴位注射技术，形容为“给骨关节腔加油”，辨证将中药针剂（参麦、舒血宁等注射液）直接注射到病位组织。其不同于传统的穴位注射，亦不同于西医的局部封闭治疗，中药局部注射既具有传统的中医辨证治疗的特点，又兼具了西医解剖的特点，最大的优点是直接及快速，能够把药物直接导入病位，即时发挥作用，又能改善局部筋肉失养的症状，临床疗效优异。

·中药外用疗法·

中药外用疗法有两种。一种是中药熨疗法，运用中医思维，采用中医芳香类中药，苏子、白芥子、吴茱萸、莱菔子、菟丝子各 100 克配成五籽散。此五种籽类中药混合一起作为药熨的原材料装入布袋，并且利用微波炉作为加热工具从而达到简便、高效、环保效果，其加热时间 2 ~ 3 分钟即可。药袋可反复使用，一般可用 3 ~ 5 天，药效得到了充分的发挥。已加热的药袋置于患部进行药熨治疗，其散发的热量可加快局部的血液循环，有利于病灶无菌性炎症的吸收。此外局部肤温的提高使组织间隙扩大，更有利于五籽散药物的渗透，从而发挥更好的疗效。

另一种是一药多型的外用痹痛膏贴敷疗法中药贴敷患部，痹痛膏为含熟附子、制川乌、制草乌等药物成分的外用膏药。同时考虑到患者不同体质及皮肤的敏感性差异，痹痛膏特制成三种剂型（温型、热型、清凉型），在治疗中灵活选用。其中，最常用的是姜汁，采用生姜提取液进行贴敷，具有温通作用以后，皮肤的渗透能力强，温型的姜汁在临床上使用广泛；阳虚寒凝证型为主的用热型，选用麻辣碱以提高渗透作用；针对特殊体质，例如容易过敏的患者，就选用清凉型的，以薄荷、樟脑作为介质。痹痛膏贴敷是将药物外贴病痛部位，达到温经通络、活血行气、散寒止痛、祛瘀消肿等功效。

·专科制剂药治疗·

专科制剂药治疗方面，中药和中成药通过胃肠道给药途径，能获得良好临床效果，起到全身调理的作用。我们总结了多年的临床用药体会，成功开发了“温阳通络胶囊”“补肾强筋胶囊”“跌打散瘀胶囊”三种专科内服医院制剂，通过十几年的大量临床验证，证实该三种专药疗效显著、无明显不良反应。

·自编“骨筋肉操”——肌力的提升·

对于退行性骨关节病变来说，肌力的提升非常关键，这将为疗效巩固提供坚强的保障，没有肌力是不可能有持续疗效的。患者服用止痛药的做法有时反而会加速疾病的进程，导致不良后果，因为患肢疼痛在止痛药的作用下减轻，使用的频率增多，磨损也随之剧增。据此，我们强烈推荐运动、锻炼方式，这与我们提倡的筋肉防治是一脉相承的。更为重要的是将康复理念提升到重要地位，在这一点上与西医的思维是相通的，中西医共识，西医也强调锻炼的重要性。

重视筋肉组织的科学防治，对所有骨科病人一经接诊就因人而异开具运动处方，指导患者开展运动疗法，以实现肌力的提升和平衡，倡导个体化终生运动的理念，遵循循序渐进的原则，“不负重运动→不负重持重锻炼→器械抗阻训练→负重运动”。

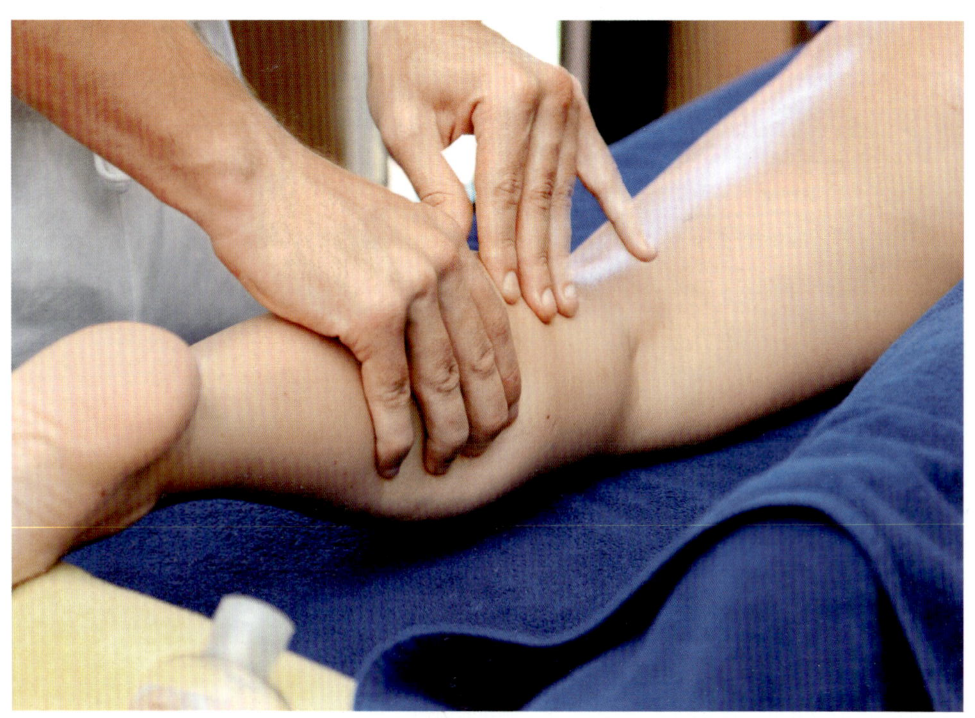